四川省超声医学
质量控制手册

SICHUANSHENG CHAOSHENG YIXUE
ZHILIANG KONGZHI SHOUCE

（第二版）

主　编／尹立雪　程印蓉
副主编／陈　琴　李春梅　张红梅

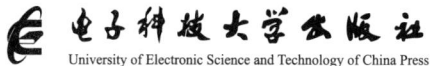

电子科技大学出版社
University of Electronic Science and Technology of China Press

·成都·

图书在版编目（CIP）数据

四川省超声医学质量控制手册/尹立雪，程印蓉主编. -- 2版. — 成都：电子科技大学出版社，2021.4
ISBN 978-7-5647-8842-1

Ⅰ.①四… Ⅱ.①尹…②程… Ⅲ.①超声波诊断—质量控制—手册 Ⅳ.①R445.1-62

中国版本图书馆CIP数据核字（2021）第064335号

四川省超声医学质量控制手册（第二版）

主　编　尹立雪　程印蓉
副主编　陈　琴　李春梅　张红梅

策划编辑　周清芳
责任编辑　周清芳

出版发行	电子科技大学出版社 成都市一环路东一段159号电子信息产业大厦九楼　邮编　610051
主　　页	www.uestcp.com.cn
服务电话	028-83203399
邮购电话	028-83201495
印　　刷	四川墨池印务有限公司
成品尺寸	145mm×210mm
印　　张	8
字　　数	220千字
版　　次	2021年4月第一版
印　　次	2021年4月第一次印刷
书　　号	ISBN 978-7-5647-8842-1
定　　价	30.00元

版权所有　侵权必究

编 委 会

主　编　尹立雪　四川省人民医院
副主编　陈　琴　四川省人民医院
　　　　李春梅　四川省人民医院
编　委　唐　红　四川大学华西医院
　　　　陈代途　达州市中心医院
　　　　罗孝勇　遂宁市中心医院
　　　　康　彧　成都中医药大学附属医院
　　　　程印蓉　成都市第一人民医院
　　　　杨　丽　乐山市人民医院
　　　　吴洁梅　自贡市第三人民医院
　　　　卢　漫　四川省肿瘤医院
　　　　刘志红　阿坝州人民医院
　　　　高玉丽　西南医科大学附属医院
　　　　杨太珠　四川大学华西第二医院
　　　　罗　红　四川大学华西第二医院
　　　　杨家翔　四川省妇幼保健院
　　　　顾　鹏　川北医学院附属医院
　　　　王雪岩　凉山州第一人民医院
　　　　刘　强　绵阳市中心医院
　　　　邓　旦　成都军区总医院

	李明星	西南医科大学附属医院
	胡福长	眉山市人民医院
	程蔚然	资阳市第一人民医院
	邓　燕	四川省人民医院
	谯　朗	四川省中西医结合医院
	郑　红	德阳市人民医院
	龚业琼	攀枝花市中心医院
	周　鸿	成都市第三人民医院
	钟　跃	内江市第一人民医院
	彭　莉	广元市第一人民医院
	陈国萍	广安市人民医院
	邹翰琴	宜宾市第二人民医院
	张红梅	四川省人民医院

修订专家组

组　长	尹立雪	四川省人民医院
	程印蓉	成都市第一人民医院
副组长	陈　琴	四川省人民医院
	李春梅	四川省人民医院
	张红梅	四川省人民医院
组　员	（按姓名笔画排序）
	王竞宇	龙泉驿区第一人民医院
	邓　燕	四川省人民医院
	卢　漫	四川省肿瘤医院
	刘志红	阿坝州人民医院
	刘栋文	南充市第五人民医院

杨太珠	四川大学华西第二医院
杨家翔	四川省妇幼保健院
吴晓莉	攀枝花市中心医院
罗　红	四川大学华西第二医院
罗孝勇	遂宁市中心医院
金　梅	成都市妇女儿童中心医院
周　鸿	成都市第三人民医院
郑　红	德阳市人民医院
顾　鹏	川北医学院附属医院
郭道宁	绵阳市中心医院
彭　莉	广元市第一人民医院
谭　静	成都市温江区人民医院
谯　朗	四川省中西医结合医院

编写说明

本手册编写参考了以下已经发布的超声医学质量控制指南和相关文件。

（1）中国医师协会超声医师分会编写的《三级医院超声质量控制指南（试行）》，2014年6月。

（2）中国医师协会超声医师分会编写的《二级医院超声质量控制指南》，2011年6月。

（3）上海市超声质量控制中心编写的《上海市超声质控手册》，2006年2月。

（4）福建省超声质量控制中心编写的《福建省超声诊断质量控制规范及考评标准（试行草案）》，2015年12月。

（5）仲剑平 人民军医出版社《医疗护理技术操作常规（第四版）》，2005年6月1日。

（6）中国医师协会超声医师分会编写的《介入性超声应用指南》，2014年4月1日。

（7）中国医师协会超声医师分会编写的《血管和浅表器官超声检查指南》，2011年6月1日。

（8）中华医学会超声医学分会浅表器官和血管学组、中国甲状腺与乳腺超声人工智能联盟编写的《2020甲状腺结节超声恶性危险分层的中国指南：C-TIRADS》，中华超声影像学杂志，2021.3（30）：185-200。

(9) 国家超声医学质量控制中心、中华医学会超声医学分会,《超声医学专业质量管理控制指标专家共识(2018年版)》,中华超声影像学杂志,2018,27(11): 921-923。

前 言

超声医学是探寻人体内部解剖结构、功能及诊断和治疗人类疾病的一门新兴的重要临床医学学科。同时，也是目前唯一能够在床旁提供系统的无创、连续、实时、动态的人体组织器官解剖与功能可视化信息的前沿医学学科。该学科的临床应用已经深入到临床医学诊断和治疗的各个环节。超声医学的广泛应用为人类疾病的个体化诊断和治疗提供了高效、准确和无创的技术保障。在临床实践中，充分运用超声医学的学术成果和技术成果，有助于临床医师系统准确地把握疾病的病理解剖学改变及其相关的病理生理学机制，揭示疾病的病因学，明确疾病发生和发展的若干关键环节，有助于对疾病进行更为精准的个体化治疗。

目前，正在发生以新材料技术、电子计算机技术和网络信息技术为代表的深刻的医疗方式和医疗行为变革。这一场变革或可以称之为一场"寂静的医学革命"，其必将彻底改变传统医学的整个面貌，为人类的生存和健康提供更为有力的保障。我们只有充分认知这一变革的重要性，才能深刻体会和理解科学技术进步对学科建设和科技进步的根本性推动作用，才能紧紧跟随、抓住机遇、身体力行、知行合一，实现跳跃式的发展，才能积极学习和准确把握先进的疾病诊断治疗技术方法，才有可能立足于世界医学之林。

近年来，四川省超声医学的发展和临床应用正面临巨大的机遇和挑战。一方面，超声医学技术方法的临床应用解决了大量的临床问题，其临床应用频次和领域不断增长、应用环境不断变化。同时，大量的全新超声设备和技术也不断地在临床实践中加以应用；另一方面，超声医师的工作长期处于高体力强度和高脑力负荷状态，每年需要大量的年轻医师进入超声医学领域工作，完成临床诊断和治疗任务，超声医学临床工作的同质化问题亟待从根本上加以解决，必须进一步加强超声医师执业过程和执业环境的标准化和规范化。上述机遇和挑战的存在，要求我省超声医学专业必须进一步加强质量控制管理，在医疗质量和医疗安全等重要环节为分级医疗的顺利实施提供坚实的技术保障。

与国内外情况相同，我省运用超声医学技术进行疾病诊断和治疗的病患数量也正在快速增长。已有调查结果表明：凡是运用超声心动图进行诊断和治疗的心血管疾病，其死亡率和再入院率均明显降低。但是，也有调查结果表明：超声医学技术并未在临床得到充分有效应用，超声心动图的临床应用在相当一部分急需得到快速准确诊断和精准评价的复杂和危急重症病患中严重不足，导致相关病种的死亡率和再入院率较高。相当一部分急需得到准确诊断和治疗的病患至死未能得到超声心动图诊断的帮助。其主要原因是：我国超声医学医师缺乏专业化培训，未能全面和准确掌握规范的超声医学相关理论知识和技能，不能在临床实践中按照已经建立的专业指南和规范及时有效地充分运用各种成熟和先进的超声医学技术方法和研究成果并服务于疾病的系统、精确的临床诊断和治疗。此外，我省与超声医学相关的其他专业临床医师的专业技术水平有待进一步提高，以便在临床疾病诊断和治疗实践中严格按照相关专业指南和规范主动采用超声医学技术方法，以获取更为准确的、可靠的、系统的可视化诊断治疗信息，为临床病患提供精准、快捷、高效的诊断和治疗。

相信该手册的出版，一定能够为四川省广大超声医学工作者以及临床医师进一步提高临床诊断和治疗水平提供切实有效的帮助。同时，衷心希望该质控手册能够不断地促进超声医学在四川省各个临床相关专业更为深入的应用和发展，为广大病患提供优质和高效的医疗服务。

尹立雪

2021年3月

目　　录

第一章　总则 ……………………………………………1

第二章　超声医学质量控制规章制度 ……………………2

　一、超声医学质量控制管理目标及工作任务 …………2
　　（一）超声医学质量控制管理目标…………………2
　　（二）超声医学科的主要工作任务 …………………3
　二、超声医学科人员资质及基本组成 …………………4
　　（一）人员资质 ………………………………………4
　　（二）基本组成 ………………………………………5
　三、检查场所设施要求 …………………………………6
　　（一）工作室选位、内装修及附加配备 ……………6
　　（二）供电要求 ………………………………………9
　　（三）电磁干扰防控 …………………………………9
　四、仪器设备使用管理制度 ……………………………10
　　（一）仪器设备使用及管理制度 ……………………10
　　（二）仪器设备维护管理与调度制度 ………………11
　　（三）仪器设备运送制度 ……………………………11
　　（四）仪器设备报废制度 ……………………………12

（一）医疗事故的防控……………………………55
　　（二）医疗事故报告、记录及反馈……………56
　　（三）医疗事故处理路径………………………57
　　（四）医疗事故相关图文资料的保存与封存…57
　　（五）医疗事故的责任与处罚…………………57
十七、进修工作制度…………………………………58
　　（一）进修的申请………………………………58
　　（二）进修的计划安排…………………………59
　　（三）进修的规章制度…………………………59
　　（四）进修人员的工作改进……………………60
　　（五）进修人员的奖惩…………………………61
　　（六）进修的考核和鉴定………………………61
十八、质量控制专人负责与自查制度………………61

第三章　超声检查规范指南……………………63

第四章　介入性超声及超声仪器调节…………65

一、仪器及操作场所要求……………………………65
　　（一）超声诊断仪和穿刺引导系统……………65
　　（二）操作场所…………………………………67
二、工作室规章制度…………………………………68
三、穿刺探头的消毒灭菌及相关物品准备…………69
　　（一）包裹隔离法………………………………69
　　（二）液体消毒法………………………………70
　　（三）相关物品…………………………………70
四、工作人员配备……………………………………71

五、超声介入质量控制标准……………………………………72

第五章　超声质量控制原则、要点、标准及组织管理…74

　　一、质量控制原则……………………………………………74
　　二、质量控制要点……………………………………………74
　　　　（一）超声医学科工作流程………………………………74
　　　　（二）学习…………………………………………………77
　　　　（三）超声诊断仪的性能、保养及上报制度……………77
　　　　（四）超声随访及资料管理………………………………79
　　三、质量控制评分标准………………………………………81
　　四、医院质量控制组织管理…………………………………81
　　五、超声产前诊断质量控制管理规定………………………81
　　六、超声造影质量控制………………………………………82
　　七、胃肠充盈超声显像技术质量控制………………………84
　　八、乳腺超声检查质量控制…………………………………84
　　　　附录一　超声影像随访表…………………………………85
　　　　附录二　超声造影（CEUS）知情同意书………………86
　　　　附录三　介入超声手术患者知情同意书…………………87
　　　　附录四　心脏超声造影检查知情同意书…………………89
　　　　附录五　右心声学造影检查知情同意书………………　91
　　　　附录六　超声诊断设备故障及维修情况登记表…………93
　　　　附录七　超声诊断设备性能临床评估……………………94
　　　　附录八　超声医学质量控制评分表………………………98
　　　　附录九　《四川省超声医学质量控制中心指标(2021年版)》
　　　　　　　　……………………………………………………101

附录十　《四川省医院等级评审与复查日常监管考核暂行办法》 ……………………………………110

附录十一　四川省《2020年医疗管理工作要点》 …121

附录十二　《四川省卫生厅关于设立四川省超声医学质量控制中心的批复文件》 ……………128

附录十三　《四川省省级医疗质量控制中心考核办法（修订版）》 …………………………129

附录十四　《关于2019年度省级质控中心工作考核有关情况的通报》 …………………………136

附录十五　《四川省卫生健康委员会关于建立"执法+"工作机制的通知》 ………………145

附录十六　《四川省省级医疗质量控制中心专家管理办法（试行）》 ……………………148

附录十七　《医疗质量安全核心制度要点》 ………151

附录十八　《四川省卫生和计划生育委员会关于开展分级诊疗考核评价工作的通知》 ………163

附录十九　《医疗质量管理办法》 ………………174

附录二十　《成都市医疗质量控制中心管理细则(试行)》 …………………………………………185

附录二十一　《医疗器械使用质量监督管理办法》 …193

附录二十二　《四川省医疗机构日常监管暂行办法》 ………………………………………………201

附录二十三　四川省及市级超声医学控制中心组成及人员名单 …………………………208

第一章 总 则

四川省超声质量控制中心积极推进四川省的超声医学行业建设与发展，根据中国医师协会超声医师分会《三级医院超声质量控制指南》和其他省市已经发布的超声医学质量控制标准，对四川省三级和二级医院的超声医学科与介入超声治疗室的基本设置要求、人员的专业素质、设备条件、规范操作和科学管理建立符合实际的规章制度及行业参考标准。现根据《四川省超声医学质量控制手册》（第一版）两年来的执行情况，修订总则如下。

一、本手册适用于全省三级、二级医院。

二、使用超声诊断设备的单位必须为经国家卫生行政部门批准的医疗机构，未经批准成立的医疗机构不得开展超声医学业务。

三、超声医学从业人员需持有医师资格证书、医师执业证书和超声大型仪器上岗证；具有超声物理基础和超声解剖基础知识；熟悉超声设备和相关技术并经过正规培训，经考试或考核合格，获得超声医学继续教育学分。操作彩色多普勒超声诊断仪或其他高档超声诊断和治疗设备人员还需经国家卫生与健康委员会、中华医学会和中国医师协会或同级学术组织正式培训班学习，考试成绩合格并取得结业证书。

四、遵照《中华人民共和国医师法》（以下简称《医师法》）规定，超声诊断报告必须由具有本专业执业医师资格证书的医师（超声医学、影像医学、影像医学与核医学专业或已取得超声医学大型仪器上岗证书的临床专业）签名才能发出。

第二章　超声医学质量控制规章制度

一、超声医学质量控制管理目标及工作任务

（一）超声医学质量控制管理目标

1. 建立超声医学科，其科室组织机构及设置能高效地满足医院临床工作需要。

2. 超声医学科人员的学历和专业知识结构合理，符合国家要求的相关任职资格；接受医疗卫生管理法律、法规、规章、诊疗规范和常规的培训，并严格遵守。

3. 制定超声医学科中、长期发展规划和年度工作计划，并组织实施。

4. 建立健全和实施各项质量控制核心规章制度，包括：超声检查指南、共识或规范，超声报告书写和签发制度，读图制度，科室学习制度，病例随访制度、影像资料管理制度，院感制度，专科消毒、特殊检查和治疗术前告知制度，危急值报告制度，留观及抢救制度，岗位职责制度，人员考核制度，医疗事故处理制度等，并监督执行。

5. 加强专科（超声医学科）的学科建设，建立人才培养的梯队建设制度和继续教育制度，并组织实施。

6. 建立完善的仪器设备全程管理及使用制度，包括设备购置、验收、质控、维护、修理、应用和处置等，并监督执行。促进仪器设备合理配置、安全与有效利用，充分发挥其使用效能。

7. 危急重症患者相关的抢救设备设施及药品齐备、完好，并科学管理。

8. 检查场所的位置、面积、装修，以及配套设施应科学、安全、合理，能有效预防和控制院内感染。

9. 提供规范、清楚的科室标识，以及清洁、舒适的就诊环境。

10. 加强应用信息技术等现代化管理，提高管理效能。

11. 提高服务意识，改善服务态度，增进医患沟通，构建和谐的医患关系。

12. 四川省医疗机构超声检查、测量、诊断术语、报告书写规范统一，以达到各级医疗机构超声医学诊疗水平的全面提高，实现超声检查的同质化，促进超声检查结果互认。

（二）超声医学科的主要工作任务

四川省二、三级医疗机构中须成立超声医学科。超声医学科是较临床其他学科相对全新的学科。随着超声诊断技术在临床的普及和应用，由单一诊断技术发展到超声介入治疗，超声诊断已被公认为是首选的影像检查方法。超声医学科的主要工作任务是：提供临床疾病诊断及治疗平台，支持并引领临床实现多学科合作。

1. 开展：（1）常规超声检查器官及部位：心脏、血管、腹部、胃肠、浅表、肌骨、小儿超声、新生儿超声、产科、盆底、腔内、超声造影等；（2）介入性超声诊断及治疗：穿刺、置管、射频消融、浅表器官旋切术、慢性疼痛的超声可视化治疗等。

2. 开展教学和科研，促进学科发展。医学科研为临床医疗服务，科研促进医疗。

二、超声医学科人员资质及基本组成

(一)人员资质

1. 超声医学科医师

2015年以后入职的超声医学科诊断医生的最低学历要求为医学专业本科,具备扎实的临床医学基础、超声诊断基础与操作技能。

(1) 独立从事临床超声诊断的医师

独立从事临床超声诊断的医师应具备以下条件。

①取得医师资格证书、医师执业证书及国家卫健委要求的证书;

②新参加工作人员必须参加住院医师规范化培训并获得合格证书;

③通过卫生部委托中国医师协会组织的全国医师定期考核;

④从事一般性超声检查者须经过国家卫生行政部门批准举办的超声继续教育专业学习班正规培训,经考试、考核并获得合格证书;

⑤从事专科特性很强的超声检查者,如产前筛查等,须经过专业培训,掌握相关专业规范化操作技术,通过考核,并获得卫生职能部门或授权中华医学会和中国医师协会超声医师分会颁发的合格证书。

(2) 从事介入性超声工作的医师

从事介入性超声工作的医师除具备超声科医师规定的所有条件之外,还应满足以下条件。

①具有主治或主治医师以上专业技术职称任职资格;

②有3年以上临床诊疗工作经验;

③经过国家卫生行政部门批准举办的介入超声专业正规培

训，并获得卫生职能部门或授权中华医学会和中国医师协会超声医师分会颁发的合格证书。

2.超声医学科技师

超声医学科技师的最低学历为医学专业专科，具备扎实的临床医学基础、超声诊断基础与操作技能。超声医学科技师应具备超声技师执业证书（超声医学、影像医学、影像医学与核医学专业或已取得超声医学大型仪器上岗证书的临床专业）。

3.超声医学科护士

超声医学科护士应具备一定的临床经验，且经过专业培养合格并取得护士资格证书，同时在本单位注册。超声医学科护士从事超声检查诊断及治疗辅助工作、抢救工作、药品及院感管理等工作。

4.超声医学科辅助人员

超声医学科辅助人员包括超声检查记录者，即医师助理和其他辅助人员。超声医学科辅助人员应具有一定医学知识，熟练掌握并应用计算机，经过正规培训，具备相关超声医学基础知识，熟悉相关超声医学专业术语，积极辅助相关检查人员的工作，配合医师记录及编写超声报告，参加宣传、维护秩序、安排病员候诊、清洁消毒、与医院其他部门联系等工作。

（二）基本组成

1.超声医学科组织结构

（1）科主任1名；

（2）科副主任1～2名；

（3）科秘书1～3名（教学、科研及行政秘书）；

（4）本科及以上学历占科室专业人员组成总数的70%以上；三级医疗机构中博士、硕士应占科室专业人员组成总数的20%以上；超声医师与医师助理的比例为1∶1；根据开展业务的需要

合理配置护士人数;

（5）三级及以上医院根据实际情况可以设置技师岗位;

（6）根据腹部、心脏、浅表、血管、妇产及介入性超声等不同专业特色,可以分设亚专业组,并设立1名专业组长。

2.超声诊疗室人员配置

（1）超声检查室人员配置：二级医疗机构的超声检查最小团队包括超声医师及医师助理各1名（1机2人组合）。三级医疗机构的超声检查最小团队包括超声医师、医师助理及辅助人员各1名（1机3人组合）。多台超声仪器同时开放检查时,可为1机2人组合,超声医师负责超声检查,医师助理编写准确无误的超声检查报告,辅助人员根据情况另外加配。

（2）介入性超声人员配置：三级医疗机构开展介入性超声最小团队包括超声医师及助手、护士（用药、监护等）各1名（1机3人组合）。

低于上述组合人数的,可影响诊疗水平和服务态度,且不能应付常规检查及突发事件的处理。

三、检查场所设施要求

（一）工作室选位、内装修及附加配备

1.选位

远离多尘或多烟区、高压电线、放射科、理疗室、电话总机房、广播室、手术室（高频电刀影响）、电动车充电区。特别强调,不能将检查设备放置在通风不良、阴暗潮湿的地下室内,因为此种环境常可导致机内电路短路甚至烧毁元器件,或使主机、配件、材料等发生霉变,影响机器的使用寿命,而且图像质量不能达到标准要求。

2.诊断室面积（以1室1机计算）

（1）常规诊断室面积原则上应≥15m^2（至少有一个30m^{2}的

双开门检查室以保证急症及危重病人推床入室方便）；

（2）超声造影、介入超声室面积原则上应≥30m²，门高度不低于2.5m。

注意：上述面积不包括更衣室、储藏室、污物通道、病员候诊区及介入术后患者留察的恢复室。

3. 房顶、地面、墙壁

房顶：房屋顶部要坚固、光洁、不脱落建材细屑，涂料以无毒、白色、淡蓝色或奶黄色为宜。介入超声室建议用石膏吊顶或其他光滑、不沾尘、抗燃烧的塑料板吊顶。

地面：诊断室及造影室地面应选用环保、无毒的木质或PVC地板。地面材料既应考虑便于清洁、消毒的材料，也应考虑探头不慎跌落时尽可能减少破碎的几率。介入超声室地面建议选用质地光滑的地板，便于清洁、消毒，并应装置地漏。

墙壁：选用环保、无毒油漆，以浅色为宜。介入超声室墙壁应贴瓷砖，便于清洗、消毒。

4. 诊断室内必备物件

（1）检查床：高50～90cm，宽60～80cm，最好配置手动或电动的可升降的整体及上部可分别倾斜调节的金属床。如果床脚装有滚轮的，应有锁定装置。床边与超声设备的间距为3～5cm，可用泡沫、塑料等隔开（或配备防撞缓冲装置）；

（2）写字桌或电脑桌：1～2张；

（3）座椅：至少3张。固定式或高度可调式均可，应选具有靠背及把手型，底座最好不用滚轮；此外，还应配置2把椅子备用（患者检查前后使用）；

（4）储物柜：放置各种纸单、文具、仪器说明书、探头盒、操作手册、记录材料（硬盘、光盘等）、耦合剂、一次性塑料薄手套、一次性床单等；

（5）空气净化机：1台。

5. 通风

因人员密集，交叉感染风险较高，要求室内通风要好，除保证自然通风外，还可加装空气过滤器、空气净化机或新风系统（三者中至少有其一；不宜选用噪声过大的排气风扇，以免"噪声污染"），室内禁烟。

6. 室温

室温保持23℃～27℃，既适宜病人在此环境中充分暴露受检（或介入治疗）部位，也适宜周围血管疾病（脉管炎、雷诺氏征等）患者的血管舒缩程度与血流保持常态，减低超声检查中的测值变异。恒温条件可通过中央空调、立式空调或其他设备获得。除中央空调外，其他恒温设备均需专用电源供电，并与超声诊断仪及工作站等电源分离。

7. 防尘

超声仪器由多组高级精密的微电子器件组成，对清洁要求极高。防尘有利于仪器的稳定性及使用寿命，因此必须重视防尘工作，定期清洗超声设备防尘网。

8. 供水

每间超声检查室和介入超声室应设置供水系统，包括进水管、洗手池、出水管。水龙头可配感应式开关或脚踏式开关，保证使用时手不与水龙头直接接触。

9. 急救物资

（1）供氧设施：在诊疗区域内应配备中央供氧系统或氧气筒、氧气枕1个、湿化瓶1个、无菌注射用水1瓶、吸氧面罩1个、吸氧管2根、通气管1根。

（2）抢救设备：在诊疗区域内应配备抢救车及抢救必备药品、输液抢救必备用品、简易呼吸球囊、血压计、听诊器、手套、手电筒、开口器、电极片、止血带、吸痰管、压舌板等急救设备。

10. 其他

为防止交叉感染，建议超声介入室与超声检查室分区管理。介入室包括半限制区（更衣室等）、限制区一（洗手区等）、限制区二（手术区等）、污染区（污物通道）。介入检查室必须配备治疗柜，内装介入耗材、消毒隔离套、纱布、棉签、碘伏、注射器、无菌橡胶手套等；心电监护仪、除颤仪各1台。

（二）供电要求

1. 诊断、治疗设备要求稳压、可靠，最好专线供电。电源系统不稳定环境一般选配数字稳压器（建议配备UPS备用电源），其外负载功耗应不大于稳压器输出最大功率的90%。

2. 照明设备最好专线供电。如接入诊疗设备，则应将照明消耗总功率加入外负载计算。

3. 室内立式空调采用专线供电，不宜接在超声仪器专用稳压器的输出端。

4. 电源插座的地线端、UPS电源、超声设备地线接头、检查床电源及其他电器的地线，一律应接在地下3m深的铜棒导线上，切忌接入三相插座，并远离自来水管和煤气管。

（三）电磁干扰防控

高压电源开关、高频电发射、电焊、高频及中频理疗、短程无线电话、手机通话等产生的电磁波，均可经探头及电缆感应进入超声放大系统而形成声像图上的噪点，严重时可致图像模糊。检查前须逐一排除附近有无上述干扰因素，同时建议患者进入超声检查室前关闭手机。

四、仪器设备使用管理制度

(一) 仪器设备使用及管理制度

1. 开机前检查

每日开机前须认真检查所有仪器及配套设施，特别是检查探头有无损坏，有无软、硬件故障，按要求填写设备运行记录本，若有故障应及时登记并上报。

2. 开机、关机顺序与紧急关机

推荐配置不间断电源，若遇到突然停电，保障有充足的时间关机。如果未配置不间断电源，应严格按照仪器操作规章制度进行开关机，当突然停电时，应及时关机，待来电且电压达到稳定状态后再按顺序开机。

3. 诊断仪调节

按照拟行检查部位选择恰当的预设值条件，并对诊断仪进行适当调节，在保证安全使用的条件下，力求获得最佳的声像图。

4. 探头保护与维护

检查探头时必须做到轻拿轻放，避免碰撞探头或探头跌落等事故发生。如有此类事故发生，应及时向仪器管理员和科主任报备，并在设备运行记录本上进行登记。每位患者检查完毕后，应用柔软纸巾擦去探头上的耦合剂，以保持探头的清洁，检查部位有创面或污染物时要增加一次性探头保护套或用消毒湿巾有效消毒探头。

5. 避免设备及探头损耗措施

结束检查时，应及时按冻结键，避免不必要的设备及探头损耗。

6. 仪器清洁、保养与消毒

每日应用消毒湿巾消毒探头、操作面板和探头电缆；每周彻底清洁仪器，每周对过滤网除尘一次，做定期保养并登记。

7. 新进人员和实习、进修人员的管理与培训

新进人员和实习、进修人员在未掌握仪器的使用方法前，不得独立操作。使用过程中出现异常时，应根据具体情况，及时关机或求助上级医师，并报告相应负责人。

（二）仪器设备维护管理与调度制度

1. 设备数量适于医院规模及日常超声诊疗量。

2. 设备性能应满足诊疗要求、仪器的操作及调节规范。

3. 设备仪器档案资料管理（说明书、故障及维修单等）应由专人负责保存，并完整记录。

4. 有专职人员负责定期对超声诊疗设备及其相关设备进行校正和维护，技术指标和安全性能应符合有关标准与要求，并有记录。

5. 有专人负责安全管理工作，至少每季度有一次常规安全检查，并根据检查结果，持续改进安全管理并落实相关制度的具体措施。

6. 设备出现故障时，应当立即停止使用，并通知设备管理部门按规定进行检修。经检修达不到临床使用安全标准的医疗器械，不得再使用。

（三）仪器设备运送制度

超声诊断仪为精密的电子仪器，在安装好后应尽量避免搬动及运送。当确实需要运送时，应将探头取下放在专用的探头盒里，主机应放置在仪器运送箱内，做好保护措施，避免碰撞、抖动。移动便携设备出入科室时间、去处、用途、仪器使用者等都应有详细记录，非本科室人员未经允许不得擅自使用。

（四）仪器设备报废制度

超声设备符合下列情形的，应当报废处置。

1. 符合国家规定淘汰标准的；

2. 严重损坏无法修复或维修费用过高的；

3. 设备老化，通常在仪器使用7～10年以上者，计量局检测结论为不合格者，维修后仍然不能达到诊断要求的；

4. 严重污染环境、危害人身安全与健康的；

5. 失效或功能低下、技术落后、不能满足使用需求的。

（五）仪器设备性能评估及管理备案制度

仪器设备管理建议专人总负责与使用者分管负责相结合，并建立仪器设备档案（包括说明书、故障及维修情况、定期性能评估情况等，见附录五、附录六）。

五、超声报告书写、签发制度

（一）超声检查报告单书写基本要求

1. 针对性：根据超声检查所见对申请单提出的问题给予有针对性的阐述，并做出明确的肯定或否定回答。

2. 客观性：对病变的部位、形态、大小、数目、回声特点、动态变化及毗邻关系等应进行准确的客观描述。同时，对重要的阴性所见也应描述，供鉴别诊断参考。

3. 独立性：超声检查只是临床检查的一种手段，因此对超声图像的分析必须注意参考临床表现。尽管任何结论都不能脱离临床表现，但也不能脱离声像图的客观表现去迎合临床诊断。

4.系统性：有的病变在其发展过程中，声像图也会出现动态变化，有必要进行系统的超声随访来复核最初的诊断。超声诊断报告应正确地把这种变化反馈给临床。

5.科学性：描述病变时不能仅描述某幅图像的平面特点而不注意描述病变的立体形态。

（二）规范化超声检查报告中的结论书写要求

1. 按可能性大小依次提示

（1）通过仔细扫查，目标脏器的声像图没有发现异常，则报告"**（脏器）声像图和测值在正常范围内"。

（2）"符合……"：如果具有一项或多项确诊声像图指标，外加有其他辅助诊断声像图或临床指标，可以采用"符合……"。

（3）"……可能性大"：如果超声诊断具有一项或多项确诊声像图指标，而辅助诊断声像图指标及临床指标不全或缺项，可以采用"……可能性大"。

（4）"……可能"：如果超声检查未发现确诊声像图指标，而发现多项辅助诊断声像图指标，可以采用"……可能"。

（5）"……不能排除"：如果超声检查未发现确诊声像图指标，而发现一项辅助诊断声像图指标并具有临床指标，则可以采用"……不能排除"。

（6）"……待排"：如果超声检查发现异常，但不具有确诊声像图指标，而辅助诊断声像图指标及临床指标也不全或缺项，可以采用"……待排"。

2. 按分级提示

（1）乳腺超声报告结论可根据美国放射学会的《乳腺影像报告与数据系统指南（第五版）》中超声BI-RADS指南进行分类。

① BI-RADS 0类：做出最后的评估前需要做进一步影像学检查。

② BI-RADS 1类：阴性，超声上无异常发现。

③ BI-RADS 2类：良性征象，基本上可以排除恶性，如单纯囊肿等。

④ BI-RADS 3类：可能良性，边缘光滑、椭圆形且呈水平方位生长的实质性肿块，复杂囊肿等，其恶性率<2%。

⑤ BI-RADS 4类：可疑恶性，不具备纤维腺瘤和其他良性病灶所有超声特征的实质性肿块。

4类病灶再进行分级，分为：

BI-RADS 4a：低度可疑恶性，恶性率>2%但<10%。

BI-RADS 4b：中度可疑恶性，恶性率>10%但<50%。

BI-RADS 4c：高度可疑恶性，恶性率>50%但<95%。

⑥ BI-RADS5类：几乎肯定的恶性，恶性率>95%。

⑦BI-RADS 6类：活检证实的恶性。

(2) 甲状腺超声报告结论可根据最新的甲状腺超声影像报告和数据系统分类的研究结果进行分类，本书采用甲状腺C-TIRADS超声分类。

① C-TIRADS 1类，无结节，无分值，恶性可能0%。

② C-TIRADS 2类，有结节，-1分，恶性可能0%，良性。

③ C-TIRADS 3类，有结节，0分，恶性可能<2%，良性可能。

④ C-TIRADS 4A类，有结节，1分，恶性可能2%～10%，低度可疑恶性。

C-TIRADS 4B类，有结节，2分，恶性可能10%～50%，中度可疑恶性。

C-TIRADS 4C类，有结节，3～4分，恶性可能50%～90%，

高度可疑恶性。

⑤ C-TIRADS 5类，有结节，5分，恶性可能＞90%，高度提示恶性。

⑥ C-TIRADS 6类，有结节，活检证实的恶性。

（三）报告签发

1. 一般信息核对

检查医师应对报告单的上项（包括病员姓名、性别、年龄、超声号等）、中项（声像图描述及超声诊断）、下项（检查日期、检查医师、书写报告医师等）一一核对，不留缺项。

2. 检查内容核对

检查医师发现申请单上内容或要求与超声诊断范围不符时，应与开单医师联系商榷；检查医师必须逐项核对超声检查申请单的项目要求与报告单上所检脏器及内容是否相符，若发现报告单受检内容与申请单不符或漏检时，应立即通知患者复查。

3. 文字核对

检查医师在报告中描述的内容应与超声诊断保持一致，应重视报告中数据测量的准确性与一致性，发现问题后要及时对患者进行复查。

4. 申请检查项目以外的超声检查阳性发现

当检查医师在申请单要求以外的超声检查部位有阳性发现时，应在报告单上提示或直接告知患者，建议临床医师进一步申请超声检查或进行有关检验或其他医学影像学检查。

5. 检查医师签名

检查医师应在报告单上签名或加盖正规备案的印章。

6. 报告修改与审核

报告打印完毕后，不应在报告单上进行涂抹、修改，如有修改，必须在修改处签名或盖章。在对患者的检查过程中，若遇到疑难病例及特殊病例时，检查医师应请上级医师进一步会诊、复核，上级医师需审核报告并签名。

7. 遗失报告打印制度

遗失报告打印时应审批并标注当次检查时间及再次打印报告时间，并注明为补打。

8. 报告发送和检查局限性相关说明

超声检查准确性受诸多因素影响，如患者自身因素（肥胖、气体干扰、准备不充分、不能配合、病变位置特殊、疾病所处不同阶段等）、设备因素（仪器型号及性能不同，其图像质量和分辨率有差异）、疾病进展程度因素（同种疾病处于不同发病时期，其影像学表现差异很大）、检查者因素（不同检查者之间对超声图像的理解和判读存在差异）等。因为超声报告只是影像检查结果，疾病诊断最终都要以病理诊断或临床诊断为最后诊断，因此，与超声检查相关的医疗活动都应充分与临床医生沟通。同时，在发送超声检查报告时也要将上述情况明确告知受检者。

（四）超声危急值报告

1. 超声危急值定义

超声危急值通常指超声检查结果显示患者可能已处于危险边缘，如果临床医生能及时得到检查信息，并迅速地给予有效的干预措施或治疗，则可能挽救患者生命；否则，可危及患者安全，甚至生命。这种可能危及患者安全或生命的检查结果数值称为"危急值"。

2. 超声危急值项目及范围

（1）外伤见腹腔积液，疑似肝脏、脾、肾等内脏器官破裂出血的危重患者。

（2）急性胆囊炎考虑胆囊化脓并急性穿孔。

（3）考虑急性坏死性胰腺炎。

（4）怀疑宫外孕破裂并腹腔内出血。

（5）晚期妊娠出现羊水过少并胎儿心率过快（>160次/min）或过慢（<110次/min）。

（6）子宫破裂。

（7）胎盘早剥、前置胎盘并活动性出血。

（8）心脏普大合并急性心衰。

（9）首次发现心功能减退（LVEF<45%）。

（10）大量心包积液合并心包填塞。

（11）首次发现或有新进展的大动脉夹层动脉瘤。

（12）心脏破裂。

（13）室间隔穿孔。

（14）心脏游离血栓。

（15）急性上下肢动脉栓塞、活动性静脉血栓。

（16）瓣膜换瓣后卡瓣。

3. 超声危急值报告要求和路径

超声科工作人员在检查过程中发现"危急值"时，应严格按照"危急值"报告流程执行。

（1）检查人员发现"危急值"时，首先要确认超声仪器设备是否正常、操作是否规范，然后确认临床及超声检查过程中各个环节有无异常情况，并及时发送诊断报告。

（2）操作者应及时与相应临床科室联系，核实患者个人信息,告之超声检查结果,通报操作者姓名,询问并记录接受报告人员姓名、职务、职称。

(3) 超声危急值报告应遵循"谁报告、谁登记"的原则,详细记录患者姓名、就诊信息(门诊或住院号、科室、床号、接受检查时间、检查项目)、检查结果及复查结果、报告发出时间及操作人员姓名、临床联系接受人姓名、科室、职称等相关信息。

(五) 记录与信息储存

1. 计算机生成超声报告

凡拥有计算机的超声科室均可通过计算机办公室自动化软件,如 Microsoft Office 系列软件中 Microsoft Access(微软公司出品的数据库软件,Office 系列组件之一)制作简易的超声报告,并通过系统调入预先准备好的各式超声报告模板完成报告书写和打印,同时将检查报告保存在数据库中(该系统的最大缺点是无图像记录)。

2. 单机超声图文工作站

单机超声图文工作站由计算机、采集卡、视频连接线、超声影像报告管理软件、打印机等组成。单机超声图文工作站与超声视频输出口(模拟信号)连接后,即可同超声设备同步显示图像,还可对采集的图像进行二次处理,如:加伪彩处理、标注文字和测量等,以及存储和打印患者个人信息及医师结论组成报告。二级甲等以上(包括二级甲等)医院均应配置单机超声图文工作站。

单机超声图文工作站的优越性:(1) 规范文字及图像记录:利用单机超声图文工作站,能完好地保存和管理超声检查文字和图像资料;通过设计多种资料检查方式,提供病例随访记录程序及病人临床资料等。(2) 节省成本，减少保存空间。(3) 有利于科研和教学工作：保存的图像可随时查询，并可进行图像处理和必要的测量及打印；可获得清晰的图像资料，并可随时调出标准完整的图像制作教学幻灯片；保留的动态图像能真实再现检查过程。(4) 可提供复查对比资料和法律证据：患者如已登记，即可提供病人以前的检查资料做参考，以及评价诊断的准确性及治疗效果等。一旦出现医疗纠纷，单机超声图文工作站采集的图像即成为确切的证据。

3. 特殊临床价值超声图像保存

将单机超声图文工作站存档的超声报告，包括静态图像、患者资料、检查诊断结果等信息以数据方式刻入 VCD/DVD 光盘或移动硬盘中；将工作站采集到的动态 AVI 视频医学影像资料进行编辑，分别以 VCD 方式刻入 VCD 光盘或以 DVD 方式刻入 DVD 光盘或移动硬盘中。

4. 网络超声图文工作站

网络超声图文工作站采用国际标准的系统设计，便于共享交流和扩充；网络化的接口设计采用最新的国际通用医学数字影像通信标准（DICOM3.0）和图片存档与通信系统（PACS）网络标准，便于与 Internet 连接；支持远程会诊或其他各种必要的图文传输与通信，使医学影像信息真正得到充分利用。

(1) DICOM 3.0：指于1983年以后陆续发展而成的医疗数字影像及传输标准。此标准建立的目的是推动开放式与厂牌无关的医疗数字影像的传输与交换，促使影像储存与传输系统（Picture Archiving and Communicating Systems, PACS）的结合，允许所产生的诊断资料库能广泛地经由不同地方的设备来访问 DICOM 3.0。

（2）PACS系统：即图像存储与传输系统。近年来，此系统随着数字成像技术、计算机技术和网络技术的进步而迅速发展，是一个旨在全面解决医学图像的获取、显示、存储、传送和管理的综合系统。PACS系统是医院迈向数字化信息时代的重要标志之一，是医疗信息资源达到充分共享的关键，同时也是实现远程会诊的最根本条件与基础。简单地说，就是将医学影像资料，如超声、CT、MRI、X线片等图像，转化为计算机能识别处理的数字形式，通过计算机和网络通信设备进行管理。PACS系统最先进之处是可进行"实时远程会诊"（利用局域网与广域网），并通过远程会诊系统将病人资料与影像传至会诊场所，为病人的诊断和治疗赢得宝贵时间。PACS系统还具有查询历史、图像重建等功能，即只要在医院做过的检查都被存储在电脑内以备随时查阅，并可按医师需要通过计算机对原始图像放大、翻转，从而获得精确的医疗信息。

单机超声图文工作站可以依据DICOM 3.0标准与PACS系统连接，变为网络超声图文工作站。后者既可通过网络接受维修和升级，也可通过网络接受质量控制检查，是超声记录与媒体管理的发展方向。

六、读图制度

1. 三级、二级甲等医院超声医学科应每周对疑难病例与特殊病例进行集体读图，全科或按专业组进行。

2. 由各专业组长选择相应专业的疑难病例或具有教学意义的特殊病例作为读图内容。

3. 每次读图由提供病例的责任医师重点介绍病例的病史、体格检查、其他实验室检查资料及临床对本次检查的超声要求；介绍、分析声像图特征（提供存储的静止或动态声像图）；提出诊断及鉴别诊断意见。

4. 参加读图的每一位医师根据自身的基础知识与临床经验，结合声像图特征发表自己的分析结果或对诊断的看法。

5. 由参与讨论的科主任或专业组组长总结读图及讨论的结果，并提出最终诊断意见，然后由打印（书写）报告医师书写报告。

6. 二级乙等及以下医院，至少每月举行读图或讨论1次，以提高分析水平。

七、科室学习制度

（一）科室学习的目的和形式

为了不断提高科室医务人员的政治素质和思想道德品质，加强对超声医师基础知识和专业知识的培训，提高业务水平，倡导终身学习的理念，特制定科室业务学习制度。

1. 科室业务学习的统筹、安排由专人负责，每年制订业务学习计划。

2. 固定业务学习的时间，一般安排在下班时间，建议每周至少安排1次。

3. 业务学习的形式多样化，可采取专题讲座、读书报告、疑难病例讨论等形式。

4. 尽量让所属专业技术人员作为主讲者，同时让青年医师成为讲课的主力军，督促他们不断加强理论知识的学习。

5. 无特殊情况，业务学习要求所有医务人员参与，不得迟到、早退。学习时，不做与学习无关的事情；讨论时，要积极发言。

（二）科室学习的主要内容

1. 国家法律法规、行业规范和规章制度。

2. 医院及科室的中长期规划、年度工作计划和相应的措施及相关政策、对员工的要求。

3. 超声基础理论知识。

4. 超声新技术和行业新进展。

5. 疑难病例讨论。

6. 外出学习汇报。

（三）科室学习的总结和记录

科室学习的内容应记录在专门的业务学习记录本上，并由专人负责。需要保存和记录的学习内容包括：本次学习的原始课件、课后的讨论及总结发言。

（四）医疗卫生管理法律法规的学习和培训

优良的医德医风是一个医务人员的基本素质，对国家法律法规、行业规范和规章制度的学习是业务学习的基础，应在定期（三个月或半年一次）复习卫生行政法律、法规的基础上，针对国家新出台的、与医务人员相关的法律、法规进行重点学习，传达到个人，避免违规、违法行为。

八、病例随访制度

（一）目的

随访工作是超声科日常工作的一个组成部分，应制度化、常态化和规范化。病例随访的目的是完善医学资料、加速经验积累和提高超声诊断水平。

（二）随访对象

随访对象包括：

1. 超声诊断有意义、有争议、少见或罕见病例，应跟踪随访。

2. 特殊病例应全部完整随访，如：产前诊断病例，采集有确认意义的染色体检查结果；有遗传特征病例，采集遗传家族史、染色体及基因检查结果。

3. 有典型声像图的病例。

4. 科研项目涉及的病例资料。

5. 其他需要收集的随访病例资料。

（四）随访内容

重点随访与影像资料及诊断相关的手术、病理、实验室检查结果及必要的临床病史体征等内容。超声影像随访表见附录一。

（五）随访要求

随访工作由专人负责，定期进行并限期完成。

（六）随访结果的统计、分析与利用

定期（按月、按年等）统计、分析、总结随访资料，对符合率、漏诊率、阳性率等进行统计，并对有较大意义的病例或分析结果撰写学术论文或编写著作，提取有典型意义或有重大价值的病例供科室学习借鉴。

九、影像资料管理制度

（一）管理方式

1. PACS系统影像资料的管理制度

（1）目前绝大多数医院的超声科的病人的影像诊断资料由PACS系统储存，是医疗、教学和科研的重要资料，是每个病人的原始数据（证据）资料。保护医学影像资料的完整和保存管理好影像资料档案是科室全体人员应负有的责任。

（2）保存的医学影像资料应图像清晰、临床资料完整，若有

典型、疑难病例资料，则应有临床随访和病理资料，并作为教学资料保存。

（3）严禁直接修改原始数据，一旦误操作删除影像资料，应及时通知科内其他人员，尽量补救，切忌刻意隐瞒。

（4）尽可能做到一个病人只有唯一的以身份证识别的ID号，以便于储存、备份和查询病人的资料。

（5）超声科的PACS系统应具备方便插入病人的临床和病理的随访资料，使资料更加完整、系统，便于科室医生将资料应用于教学和科研。

（6）超声科的PACS系统能方便地统计工作量、阳性率和准确率等参数。

（7）影像和诊断信息只能作为病情信息证明和临床医生参考，严禁向无关人员泄漏病人的诊断信息和隐私等。

（8）如果司法部门或行政管理部门要调取病人的图像信息，须有医院医务科的同意公函和超声科主任签字，由科室系统管理员调取拷贝或去信息科调取拷贝。

2.一般资料的管理制度

（1）需要留存的病例纸质资料应按类别汇总存档并进行登记。

（2）由科秘书或指定专人负责整理、分类、归档、登记和保管工作。

（3）科室人员借阅资料时间不应超过三个月，借阅数量一般不应超过三件，同时应按时归还借阅的资料。

（4）科秘书和指定人员负责借阅的登记，并督促按时归还。

（二）管理人员

1.PACS系统管理人员：科室所有的医生、报告录入员均是PACS系统的管理人员。科室里所有人都有责任维护系统的数据安全和稳定。科主任指定一名系统管理员，负责与PACS系统公司程序员的联系和沟通，并对使用过程中的不足加以改进。

2.科室一般资料管理人员：科秘书或其他指定人员。

（三）管理内容

1.PACS系统的管理内容：（1）病人资料包括：一般信息、图像、测值、超声描述和诊断、诊断医师和审核医生签名；（2）病例随访记录；（3）阳性率、准确率等统计资料；（4）医生工作量、工作情况和科室总工作量、工作情况的统计资料。

2.一般资料的管理内容：需要留存病例的纸质资料。

（四）资料保存时限

PACS系统资料保管时限一般为：在线数据3～5年，离线数据10年以上。

十、消毒制度

在医院环境中，每一位病患和医务人员均被视为有害微生物的潜在来源体，须采取适当的预防措施，以防止病患之间及病患与医务人员之间的交叉感染。手卫生是医务人员直接或间接接触病患之前和之后的前提和基本要求。进入ICU、手术室、隔离病房等均需按要求穿隔离衣、戴口罩和手套等。

（一）探头隔离

1.普通探头

为减少经皮肤交叉感染，推荐常规使用消毒型医用超声耦合剂。但允许在低风险、皮肤完整的一般检查中使用非消毒型超声耦合剂。

在检查部位有伤口、脓血及分泌物，或疑患肝炎、性病（外生殖器周围检查）等疾病病患中，须使用一次性保护手套或专用高质量探头套套住探头方可接触皮肤。检查结束后，除应规范处置探头外保护套外，还应用消毒湿巾或其他探头专用消毒液，擦拭消毒探头。

2. 直肠内探头、阴道内探头

每次使用前后必须先用消毒湿巾将整个探头全面清洁消毒，再使用一次性的高质量探头消毒防护套（如医院条件设备不完善，可暂时使用清洁安全套）。消毒防护套或清洁安全套与探头间可使用消毒型医用超声耦合剂，消毒防护套或清洁安全套外可涂抹消毒型医用超声耦合剂或适量碘伏作为与腔壁间的耦合剂。在操作结束时，用戴手套的手取下并丢弃一次性消毒防护套或清洁安全套于感染性医废垃圾桶中。在使用过程中，如发生外套破裂、脱落，应重新消毒并更换消毒防护套或清洁安全套后再使用。

3. 食道内探头

每次使用前均须经严格规范消毒探头。每次使用结束，须经清洁处理，用2%戊二醛浸泡20min（消毒要求）或10h（灭菌要求）方可供下一患者使用。

4. 血管内导管式探头、尿道内探头严格按说明书要求操作使用。

5. 术中探头、腹腔镜超声探头与食道内探头消毒要求相同。

所有超声探头必须存放在适当的环境中，推荐的最低标准是在探头上使用干净的防护套，以减少环境污染物带来的风险。

所有超声探头，均禁用碘酒、有机汞或氯化汞、有机溶剂、过氧乙酸、酸性液、碱性液等清洗消毒，禁止用加温煮沸或高压蒸气方式消毒。除极少数特殊探头可用75%酒精浸泡消毒外，其他各种探头按厂家说明书中的规定进行消毒（如：使用甲醛气体或其他气体熏蒸等）。

（二）耦合剂使用

进行超声检查或监测时，均需使用超声探头。一般来讲，使用超声耦合剂能使探头更好地与接触界面匹配，并有润滑作用。

超声探头耦合剂应满足：无刺激性、不致敏、无毒、不致癌、不影响皮肤色素、不腐蚀探头面材及保护层、不溶解塑料外壳及胶合剂、不发生色素渗入探头内部。耦合剂应为中性（pH值 7.0±0.5），不含金属离子或有机溶剂，不霉变，不滋生细菌，加热至180℃时不质变。为防止因检查而引起的皮肤交叉感染，建议使用消毒型医用超声耦合剂。由于在温暖的环境中有细菌污染和生长的风险，不推荐对超声耦合剂加热。在需要加热的情况下，首选方法是干热。

在介入性超声操作过程中，应使用专用的密封包装灭菌耦合剂，消毒防护膜外可用碘伏溶液临时替代。

（三）检查床清洁

每日更换床单、枕套，如有污染应及时更换。已知病人为1类、2类传染性疾病者，应加铺消毒床单或一次性医用床单，一人一换，防止交叉感染。对极度衰弱、大小便失控、肠造瘘、膀胱造瘘、尿失禁、脓性液外漏或引流液渗漏、阴道流血的患者及婴幼儿检查时，应铺一次性医用床单，一次一用。使用后的一次性医用床单应丢弃于感染性医废垃圾桶中。

（四）室内消毒

1. 一般超声检查室

（1）紫外线消毒，可在下班后进行，每天1次。每半年检测1次紫外线消毒器具的性能。

（2）擦拭与打扫：每天下班前进行。

（3）污染物、污染地面消毒：发现污染物应立即清除，可用0.5%洗必泰（氯己定）或0.5%新洁尔灭擦洗污染地面，禁止使用乳酸、甲醛及过氧乙酸等腐蚀仪器的化学品。

（4）空气消毒：必要时使用，建议使用"人机共存空气消毒机"。

2.介入性超声室

介入性超声室原则上分为三个区，即限制区、非限制区和半限制区。限制区包括：手术间、洗手间、无菌物品间等；半限制区包括：消毒室、敷料打包间等；非限制区包括：换鞋室、更衣室、办公室等。

介入性超声室除达到一般检查室消毒要求外，每周还必须彻底清洁消毒一次，即每周必须用75%酒精擦拭消毒仪器表面，用0.5%洗必泰（氯己定）或0.5%新洁尔灭浸泡腔内探头等，用紫外线或臭氧进行室内空气消毒。

十一、病人隐私保护、特殊超声诊断与介入超声诊疗术前告知制度

（一）患者隐私保护

1.患者隐私保护范畴及管理条例

《中华人民共和国侵权责任法》第六十二条规定："医疗机构及其医务人员应当对患者的隐私保密。泄露患者隐私或者未经患者同意公开其病历资料，造成患者损害的，应当承担侵权责任。"

所谓隐私，是自然人不愿向外人披露的私人生活信息。隐私是无形的，是精神性人身要素。隐私保护是法律赋予自然人享有

私人生活安宁与私人生活信息不受他人侵犯、知悉、使用、披露和公开的权利。

2.患者隐私权的定义

隐私权指自然人对不想被他人以及公众所得知，且不影响他人以及社会公共利益的个人信息、个人领域、私人活动的支配性权利。与医疗行为密切相关的患者隐私权，是排斥非法侵犯的一项重要的人格权。属于隐私的私人生活信息内容非常广泛，从家庭成员、社会关系、财产状况，到个人的身高、体重、病史、身体缺陷、健康状况、爱好、婚恋史等，与每个人的日常生活密不可分。

尊重患者的隐私权是指患者在接受医疗服务时，不因患者的年龄、病种、社会地位、经济状况等因素受到歧视或不公平待遇，每位患者都享有平等尊重的权利。

3.患者隐私保护的规章制度及措施

（1）患者隐私保护制度

医院及科室均应制定关于患者隐私保护的规章制度，超声科医务人员应切实做到在各项医疗活动中尊重患者和保障患者所享有的各项权益，加强医院和科室对患者人格尊重权、隐私权和选择权等的保护，促进医院服务质量的提高。

①尊重和保护患者的隐私权，不得泄露与病人有关的隐私。

②了解患者的民族、种族、国籍、信仰、风俗习惯、忌语等，使其在不违反医疗、护理规定的原则下得到尊重。

③医务人员在履行告知义务时，应保护病人在诊治过程中向医务人员公开的而不愿他人知道的个人隐私。

④医院视病人健康信息为保密信息，未经病人本人同意，医务人员不得向他人泄漏可能造成病人精神伤害的疾病、病理生理

上的缺陷、有损个人名誉的疾病等信息。

⑤对于院内或科室内安排的涉及患者隐私的参观、学习活动，应征得患者本人同意并告之学习内容后，方能进行。

⑥医护人员未经患者本人或家属同意，不得私自向他人公开患者个人资料、病史、病程及诊疗过程资料，不得擅自议论患者及家属的隐私。

⑦除实施医疗活动外，不得擅自查阅患者的病历，如因科研、教学需要查阅病历的，需经医务科同意，阅后应立即归还，不得泄露患者隐私。

（2）超声医疗活动中保护患者隐私的日常措施

①超声检查室原则上应一室一检查床，检查室应有垂直布帘（或屏风）以遮蔽外界视线，并与非工作区相隔；隐私部位的检查（如：乳腺超声检查、经阴道、直肠超声检查等）必须一室一检查床；导医应做好分诊、分流工作。

②超声检查室门口及屏蔽隔断上均应有明显的"医师正在检查，非请勿入"的标识牌，提醒其他患者及其家属不得擅自闯入，否则涉嫌侵犯患者的隐私权。

③超声检查患者隐私部位时，对未检查部位应尽量加以遮蔽和保护，凡进行女性乳腺检查或经阴道超声检查者，必须有2名工作人员同时在场，其中1位必须为女性；经直肠检查，必须有2名工作人员在场。

④超声检查时医务人员和医疗工作辅助人员（包括工程师）进入诊室需穿着医务人员工作服并佩戴胸卡；工程师及保洁人员进入诊室前需征得诊室内医护人员同意，保洁人员原则上在患者结束检查或检查间歇期方可进入诊室。

⑤超声检查时，检查室内严禁喧哗、嬉闹、谈论与工作无关

的事情。医务人员在询问患者隐私时，应当态度严肃，不得嬉笑、嘲弄，更不能在公共场所讨论患者的隐私信息。

⑥对异性患者实施敏感部位暴露检查时（如乳腺超声、经阴道超声、经直肠超声或男性生殖器超声），应事前告知患者并征得其同意，同时还应有同性医护人员或家属陪伴。对特殊疾病的病人，应为患者保守医疗隐私。

⑦超声医务人员因医学教学或学术会议、医学会诊、医学书籍和论文等而公开患者医学文书及有关资料（包括各种影像资料）的过程中，必须隐去带有能辨识患者个人信息的内容，如隐去患者的姓名或者用化名、对容易引起歧义的内容作适当掩饰。

（3）性器官检查的隐私保护和性骚扰防控

性骚扰防控是双方的问题，医务工作者对患者的性骚扰或患者对年轻医师的性骚扰，都要在超声检查时杜绝发生。

①检查患者隐私部位或性器官，包括乳腺、阴道、直肠、睾丸和阴茎等时，应尽量对未检查部位加以遮蔽和保护，同时要求两名工作人员在场，如受检者为女性，要求其中一名工作人员必须为女性。

②检查患者隐私部位或性器官，包括乳腺、阴道、直肠、睾丸、阴茎等时，异性医师的手尽量不要直接接触或抚摸患者检查部位的皮肤，尽量用探头接触，必须要接触时，需征求患者的同意，并须有第三人在场（急诊时可让家属在场）。

③检查患者隐私部位或性器官，包括乳腺、阴道、直肠、睾丸、阴茎等时，检查室内的医务人员严禁嬉戏打闹，严禁谈论与检查无关的事件，更不能用言语挑逗患者或说出有损医务人员素质的"黄色语言"和"黄色故事"。

④超声医师单独值班检查患者隐私部位或性器官，包括乳

腺、阴道、直肠、睾丸等时,检查室应确保有第三人在场(急诊时可让家属在场),检查时如发现患者有异常举止或"过激性挑逗性"言语时,应立即终止检查,并及时通知医院保卫科人员,联系经诊医师,与经诊医师一道进行超声检查。

(二) 特殊超声诊断与介入超声诊疗术前告知制度

1. 患者知情同意的范畴及管理条例

《中华人民共和国侵权责任法》第五十五条规定:医务人员在诊疗活动中应当向患者说明病情和医疗措施。需要实施手术、特殊检查、特殊治疗的,医务人员应当及时向患者说明医疗风险、替代医疗方案等情况,并取得其书面同意;不宜向患者说明的,应当向患者的近亲属说明,并取得其书面同意。医务人员未尽到前款义务,造成患者损害的,医疗机构应当承担赔偿责任。

2. 患者知情同意权的相关规定

(1)《中华人民共和国执业医师法》第二十六条规定:医师应当如实向患者或者其家属介绍病情,但应注意避免对患者产生不利后果。医师进行试验性临床医疗,应当经医院批准并征得患者本人或其家属同意。

(2)《医疗事故处理条例》第十一条规定:在医疗活动中,医疗机构及其医务人员应当将患者的病情、医疗措施、医疗风险等如实告知患者,及时解答其咨询;但是,应当避免对患者产生不利后果。

(3)《医疗机构管理条例》第三十三条规定:医疗机构施行手术、特殊检查或者特殊治疗时,必须征得患者同意,并应当取得其家属或者关系人同意并签字;无法取得患者意见时,应当取得家属或者关系人同意并签字;无法取得患者意见又无家属或者关系人在场，或者遇到其他特殊情况时，经治医师应当提出医疗处置方案，在取得医疗机构负责人或者被授权负责人员的批准后实施。

（4）《医疗机构管理条例实施细则》第六十二条规定：医疗机构应当尊重患者对自己的病情、诊断、治疗的知情权利。在实施手术、特殊检查、特殊治疗时，应当向患者作必要的解释。因实施保护性医疗措施不宜向患者说明情况的，应当将有关情况通知患者家属。

3.特殊检查、特殊治疗的定义

《医疗机构管理条例实施细则》第八十八条规定：特殊检查、特殊治疗是指具有下列情形之一的诊断、治疗活动。

（1）有一定危险性，可能产生不良后果的检查和治疗；

（2）由于患者体质特殊或者病情危笃，可能对患者产生不良后果和危险的检查和治疗；

（3）临床试验性检查和治疗；

（4）收费可能对患者造成较大经济负担的检查和治疗。

4.超声医疗活动中患者知情同意权的保护

在做特殊超声诊断（如：胎儿四维、胎儿心脏、超声造影等）和介入超声诊疗时，超声医师应尽到告知诊疗过程、本次检查目的、费用、预期效果、风险的义务，并征得患者本人、亲属知情同意。日常工作中应从以下几个方面入手。

（1）超声诊疗前主诊医师应用通俗易懂的语言，详尽地向患者及其家属告知特殊超声诊疗技术的操作方法、要达到什么目的、对患者的诊疗有什么意义。

（2）有哪些诊疗方法可以替代，其优劣性和诊疗费用情况有何差异。

（3）本次超声诊疗技术存在哪些安全隐患，有无弥补方法。

（4）通过常规超声检查或介入术前评估本次超声诊疗技术达到预期目的可能性有多大。

（5）在诊疗过程中可能出现哪些风险和意外（常见的并发症或罕见的意外）；对这些风险和意外有哪些应对方法等详细情况，并征得患者知情同意，经家属或者关系人签署特殊超声诊断和介入超声诊疗书面知情同意书后，方能进行相应的特殊超声诊断和介入超声治疗。

超声造影（CEUS）知情同意书见附录二、介入超声手术患者知情同意书见附录三。

（6）在如实告知患者的病情、超声诊疗措施及风险等情况时，应及时解答其咨询，并应当避免对患者产生不利后果。因实施保护性医疗措施不宜向患者说明情况的，应告知患者家属。

（7）书面知情同意书的签署不能流于形式，一定要详细交代，并让病人充分了解所属超声诊疗活动的诊疗过程、费用、预期效果、风险等。

十二、留观及抢救制度

（一）留观

1. 抽液后

（1）抽液不可过多过快。胸腔积液抽液严防负压性肺水肿发生。以诊断为目的者，抽液50～200ml；以减压为目的者，第一次抽液不超过800ml，以后每次不超过1200ml。心包腔积液抽液量，第一次不宜超过100～150ml，再次抽液时不宜超过300～500ml，抽液速度要缓慢，避免过快抽吸刺激心脏，引起心律失常，术中、术后均须密切观察呼吸、血压、脉搏等的变化。腹腔积液抽液量，第一次不宜超过500ml，以后每日抽液量也不宜超过1000ml。需要持续引流患者，应留置引流管。

（2）需要向浆膜腔内注射药物时，抽液后接上有药液的注射器，将药物注入，并观察患者一般情况。

（3）术后复查：15～20min后，超声检查浆膜腔有无出血，穿刺路径有无脏器损伤。

（4）告知术后注意事项：术后压迫止血15～20min；术后卧床休息4～8h；保持伤口干燥；禁止剧烈运动、突然用力、急速改变体位等。

2. 穿刺抽吸后

（1）肝、肾囊肿穿刺抽吸15～20min后，超声检查穿刺路径和腹腔有无出血，囊内有无出血。

（2）无水酒精硬化治疗的患者需观察生命体征是否平稳，有无发热、醉酒样反应，疼痛是否剧烈。

（3）术后压迫止血10～15min，术后卧床休息4～8h，保持伤口干燥，2周内禁止剧烈运动，并告知复查时间和可能出现的并发症及应对措施，做好定期随访。

3. 穿刺活检后

（1）浅表组织穿刺活检

患者接受穿刺活检后，局部按压穿刺部位15min止血，再密切观察15～30min，待医生检查无异常后方可离开。必要时，应超声扫查穿刺部位有无出血。穿刺部位24h内保持干燥及避免剧烈运动，24h后穿刺处敷贴可自行撕掉。若穿刺部位有异常情况，如红、肿、热、痛等任何不适，请及时、主动和主管医生联系。门诊穿刺活检病人可到就近社区医院就诊，社区医院无法处理时应及时到医院处理。

（2）腹腔脏器穿刺活检

严密监测患者生命体征，观察有无腹痛、腹肌紧张、呼吸困难等症状，出现剧烈疼痛需排除胆漏、胰漏、肠漏、气胸或其他腹腔脏器损伤等，持续性疼痛需排除血肿形成。肾脏及前列腺穿刺术后应嘱患者多饮水，并观察有无血尿。

腹腔脏器穿刺后适当压迫穿刺部位，部分患者还需加压包扎观察，15~20min超声确认穿刺部位无出血后通知运输中心送患者回病房，并嘱咐患者平卧4~24 h，禁饮禁食12h以上，并根据患者病情调节加压包扎力度，保持伤口干燥3天，1周内禁止剧烈运动。

（3）胸腔脏器穿刺活检

胸腔脏器穿刺后，应注意有无咯血，少量咯血无须处理，如有较大量咯血，则应立即采取止血措施。观察有无气胸及液气胸症状出现，必要时可术后3h、24h分别进行胸部透视。少量气胸不需特别处理，但应严密观察。大量气胸需及时行胸腔闭式引流。出现液气胸时，应抽液检查，明确有无血胸发生。穿刺术后无气胸早期征象者，15~20min超声确认穿刺部位无出血后通知运输中心送患者回病房，嘱患者卧床休息4~8h，避免剧烈咳嗽，保持伤口干燥3天，1周内禁止剧烈运动。

4. 放置引流管后

超声引导下置管引流术后注意事项如下。

（1）术后卧床休息4~6h，并注意体温、脉搏、血压等生命体征变化。

（2）如出现异常症状（疼痛加剧、出冷汗、心慌等）、疑出血时，应就近急诊就诊。

（3）定期进行随访。

（4）注意引流管的护理：①置管引流术后，患者应在观察室休息，护士联系运输中心。门诊患者必须由运输中心送往急诊科留观，并将报告转送给急诊科医生，一般观察4～6小时，无任何不适后方可离院。住院患者及其患者报告由运输中心送回病房。②妥善固定引流管，特别是术后1～2周内，未形成瘘道之前，严防脱落。更换体位、活动时，请妥善固定引流袋。保持引流通畅，避免引流管脱出、反折、牵拉、扭曲，尤其是在起床、翻身、换衣物时更要注意，并使引流袋低于引流平面（平卧时低于床面，站立时低于腰部），防止引流液逆流。③保持引流管局部皮肤清洁干燥，观察穿刺点周围有无渗液、敷料有无松脱等，如有异常情况，应及时通知主管医生及护士，门诊患者应尽快到医院处理。④长期携带引流管患者，每周要进行两次冲管换药，以保证引流管的通畅；穿刺点及敷料，每周要进行两次护理，以预防感染。⑤拔管前应注意充分休息。

（5）对于术后需拔管的，应回原手术医院由本科室医师负责拔管。

胆管及胆囊置放引流管后，应先在超声引导下调整引流管至合适位置并明确抽出液为胆汁后，再行抽液减压，将抽空后的胆管或胆囊接引流袋，观察引流是否通畅；再固定好引流管，观察有无出血并记录引流量。超声扫查穿刺部位有无胆漏及出血、有无腹腔积液等。如患者出现剧烈疼痛、大汗淋漓、腹膜刺激征、休克等症状，需要排除气胸、胆漏。少量胆漏一般不需处理，密切观察患者一般情况。若腹腔内出现积液，应在超声引导下做腹腔穿刺抽液或置管引流，待引流管无引流液后方可拔管。一般不做腹腔灌洗，避免加重胆汁性腹膜炎，病情严重者需转外科治疗。胆汁内少量出血无须特殊处理，可调整引流管位置和应用止血药；如大量出血，需排除血管损伤，可行血管造影或引流管造影，明确出血的血管和部位，以进行介入治疗止血。肾脏造瘘后，观察引流管位置和引流是否通畅，观察引流液中出血量，少量出血不需处理，大量出血对症或介入治疗；观察肾周有无血肿形成，穿刺部位有无动静脉瘘等。

软组织内积液（脓肿、积血、滑膜积液、术后渗出液等）置管引流时，一般调整引流管于最低位置，观察引流是否通畅，并抽净积液，固定引流管。术后局部压迫止血，观察15～20min后无出血方可离开，伤口保持干燥，带管期间禁止剧烈运动和牵拉引流管，避免引流管脱落。

（二）抢救

1.抢救预案

积极做好术前准备，常规检查项目有血常规、凝血功能、输血全套。老年人需行心电图或心脏彩超检查，了解血压、血糖情况。详细了解患者病情，做好术前谈话，签署介入超声知情同意书。

（1）超声介入医生和护士均要熟练掌握急救知识及心肺复苏操作。

（2）超声介入室应备有抢救设备及抢救药物。

（3）遇有需要抢救的患者，应立即停止操作，积极投入抢救。保持呼吸道通畅，吸氧，建立输液通道，测量生命体征，必要时给予急救药物，及时通知急诊科及相关科室人员到现场进行抢救。

（4）超声介入室医生和护士应随时观察患者病情变化，及时询问患者情况。

（5）危重病人进行超声介入时，需要临床医生陪同。

2.抢救设备与药物

超声介入室抢救设备有：抢救车、除颤仪、心电监护、吸痰器、氧气瓶。

超声介入室抢救器材及药品要定期检查维护，做到"四定、三无、二及时、一专"（即，定种类、定位放置、定量保管、定期消毒，无过期、无变质、无失效，及时检查、及时补充，专人管理）。

3.抢救知识和技能培训

定期进行抢救知识培训和技能操作演练（建议每季度至少1次），制定抢救流程和抢救预案，可张贴于显眼处，并组织定期学习。

4.心脏骤停急救原则

（1）病人如有突然意识丧失、大动脉搏动消失、心音消失，即可确诊为心脏骤停，不必等待心电图检查。此时，一位医护人员立即行心肺复苏，另一位医护人员连接心电监护仪、通知上级医师、通知急诊科或相关科室，注意须与下面的步骤同时进行，切不可因此而延误抢救时间。

（2）紧急处理（心肺复苏CPR流程及要点）

紧急处理顺序：C→A→B，即胸外按压（Compressions）→开放气道（Airway）→人工呼吸（Breathing）。

①胸外按压

A.心前区捶击（拳击）

将病人平卧于硬板床上行心前区叩击，并要求在心脏骤停后1min内进行，用握拳的拳底肌肉部位，距胸膛20～30cm高度捶击胸骨中部，可重复2～3次。

B.胸外心脏按压

将病人仰卧于硬板床上，开放气道，排除按压禁忌症。

◆ 按压位置：两乳头连线中点（首选）或剑突上两横指处（胸骨中下1/3交界处）。

◆ 按压方法：一手掌根部放于按压部位，另一手平行重叠其上，两手掌根重叠，两手手指紧紧相扣，手指不能接触胸壁皮肤。

◆ 按压姿势：以髋关节为支点，挺直腰部，两肩位于两手正上方，两手臂垂直下压，不得倾斜，两腿绷直不得弯曲，身体无摇晃，始终观察患者面部。

◆ 按压频率：100～120次/min。

◆ 按压深度：成人胸骨下陷5～6cm，儿童或婴儿至少是胸径的1/3。

◆ 按压与放松时间比：1∶1。

◆ 按压与通气比为：30∶2。对儿童或婴儿实施单人抢救时，按压通气比为30∶2，双人为15∶2（行气管插管后，一般是6～8s一次呼吸，即8～10次/min，且要求持续胸外按压，不需要暂停以进行通气，注意此时通气比没有30∶2）。

◆ 确保每次按压胸部后要完全回弹，避免过度通气。

②开放气道

观察病人口腔，清除异物及分泌物，取下活动义齿，开放气道，将患者头后仰，用仰头举颏法开放气道，必要时术者一手托患者下颏，另一手捏住患者的鼻孔以防气体由鼻孔漏出。注意：使患者颈部向后过伸的目的是使气道尽量成一直线，避免舌后坠造成的气道阻塞。

③人工呼吸

在开放气道的基础上进行人工通气，采用口对口、口对鼻或口对气囊、面罩等方式，以维持病人肺部的气体交换。人工呼吸要点如下。

◆ 连续两次。

◆ 每次送气时间至少1s。

◆ 吸呼比：1∶1.5～2。

◆ 确保呼气时有胸廓起伏。

④ 除颤

根据心律失常性质选择不同的除颤方法（非同步除颤或同步除颤）和功率。非同步除颤（适应症为心室颤动、心室扑动、室性心动过速）时，双相波除颤器的功率为150～200J，单相波除颤器的功率为200～360J。室性心动过速时，除颤器功率选择100J。心肺复苏中除颤，因每次除颤而暂停心外按压的时间要尽可能短，因此不必在电击后立即检查患者有无脉搏和心跳，而应立即进行心肺复苏，即在呼气末放电除颤，以减少跨胸电阻抗。

⑤ 药物治疗

A. 心跳停止时，可用肾上腺素0.5～1.0mg、阿托品0.5mg静脉注入，如无心脏搏动，每3～5min再重复注射肾上腺素、阿托品，必要时可给予血管加压剂，直至自然脉搏出现。

B. 心室纤颤的药物治疗：利多卡因1～2mg/kg静脉注入，需要时可持续点滴。

⑥ 持续抢救直至生命体征恢复或更有经验的急救人员到达。

5. 出血急救原则

（1）立即停止穿刺，局部压迫止血。

（2）观察患者生命体征，监测血压、脉搏、呼吸、心率、意识情况等。

（3）判断出血部位，穿刺点出血可局部压迫15min止血，置管者出血可立即封闭引流通道，深部出血可局部给予止血药物（去甲肾上腺素），出血量大则需采用动脉栓塞或行外科手术。

(4）大量出血的患者，应立即建立静脉通道补液、止血、行心电监护，并通知急诊科和相关科室配合抢救。

（5）持续抢救至更有经验的急救人员到达。

6.疼痛急救原则

（1）立即停止穿刺，询问病人一般情况，让其描述疼痛部位和性质，观察穿刺部位有无脏器损伤和出血，排除血胸、气胸、肋膈角损伤、胆漏、肠漏、胰漏等。有积液者，立即行穿刺抽液，明确性质，量多者可置管引流。

（2）部分患者可在术前给予镇静、镇痛药物，以减轻疼痛。

（3）通知急诊科和相关科室配合抢救，持续抢救至更有经验的急救人员到达。

7.抢救的协作机制

（1）发现病人病情变化时，介入医生及护士应立即投入抢救，同时第一时间通知上级医师、急诊科和相关科室并请求支援，各科室接到会诊通知后，急诊科在5min内、临床科室在15min内应到达现场参加抢救工作。现场由职称最高的医师主持抢救工作，先行实施必要的紧急救护措施：根据病情立即吸氧、行人工呼吸和胸外心脏按压、吸痰、止血、测量血压、建立静脉通道等必要抢救措施。

（2）备好急救药品和器械，并将抢救物品、药品放置床旁，以便随时应急使用。

（3）急诊科或相关科室急救人员到达后，应向他们详细交代病情及处理经过，配合其抢救。

（4）参加抢救工作的护理人员应严格执行主持抢救工作者的医嘱，密切观察病情变化，随时将医嘱执行情况和病情变化报告主持抢救者。执行口头医嘱时应复诵一遍,并与医师核对药品后再执行,医师应及时补开医嘱。

(5)如需要进行其他检查或转运至病房的患者,应先行派人预留转运通道(电梯),同时联系相关科室协同接收病人。

(6)病情平稳的病人、门诊患者可送入急诊科室留观,住院病人送回病房。

(7)病情危重的病人,转运过程中全程应有医护人员陪同,并对患者实施生命支持和监护,保证各管道通畅并预防脱出。各种用后的急救药物空瓶、输液输血空瓶等要集中放在一起,以便查对。抢救物品使用后要及时归还原处,清理补充,并保持整齐清洁。凡是抢救病人都应有详细的病历和抢救记录,补充记录要在6h内完成。

8. 抢救报告制度

(1)突发事件应立即展开抢救并报告上级医师、科主任、急诊科与相关科室、医务部。

(2)建立医疗差错、意外与事故报告、登记及讨论制度。发生重大差错、意外与事故时,应妥善保存相关记录与病历。

9. 术后记录内容和要求

(1)基本内容:患者姓名、性别、年龄、门诊号/住院号、超声检查号、申请科室、检查部位、申请目的、仪器和探头型号,以及术前诊断。

(2)基本要求:①图像至少留存4幅以上,包括穿刺目标部位的二维图像、彩色多普勒声像图、穿刺针及针道的声像图、术后复查的图像。②记录手术名称、抢救过程等。

十三、岗位职责制度

(一) 行政管理人员

1. 超声医学科科主任岗位职责

(1) 在医院院长领导下,科主任全面负责本科室医、教、研及行政管理工作。

(2) 负责拟定本科室工作计划,并组织实施,督促检查,按期总结汇报。

(3) 根据本科室任务和人员情况进行科学分工、合理安排,领导本科室人员进行检查诊断工作,认真完成医院下达的各项业务指标。

(4) 督促本科室人员认真执行各项规章制度和操作规程,严防差错事故,确保科室超声诊疗质量。

(5) 组织学习、应用国内外先进医疗技术,负责审批科室内新技术的开展。

(6) 制订本科室业务发展规划,负责本科室人员的业务训练、技术考核,督促全科室人员履行岗位责任制并提出整改、奖励、惩罚意见。

(7) 负责组织各项教学任务及进修医师的培训工作。

(8) 制订和实施科室的科研规划,并指导和审批本科室人员的科研课题。

(9) 负责制订切实可行的人才培养计划。

(10) 负责与临床、其他医技科室及职能部门进行沟通交流,征求意见,改进工作。

2. 超声医学科副主任岗位职责

(1) 在科主任领导下,协助科主任管理本科室医、教、研工作及行政事务。

（2）协助科主任制订本科室工作计划，并协助组织实施，督促检查，按期总结汇报。

（3）协助科主任领导本科室人员进行检查诊断工作，认真完成医院下达的各项业务指标。

（4）协助科主任参与医疗质量督查工作，严防差错事故，确保科室超声诊疗质量。

（5）在科主任领导下，积极开展各项新技术工作。

（6）参与制订本科室业务发展规划，协助科主任实施本科室人员的业务训练、技术考核。

（7）协助科主任完成各项教学任务及进修医师的培训工作。

（8）参与制订和实施科室的科研规划，指导下级医师撰写科研课题。

（9）协助科主任工作，完成科主任交办的其他工作。

3.超声医学科医疗秘书岗位职责

（1）主要负责撰写科室医疗质量管理与持续改进方案，包括医疗质量自查方案，并提交科主任或质控小组审批。

（2）结合本专业特点及发展趋势，撰写及修订本科室检查常规、操作技术规范，并提交科主任或质控小组审批，同时协助科主任组织实施。

（3）协助科主任定期组织本科室人员进行业务学习、疑难病例讨论，并做好记录。

（4）完成每月科室医疗质量自查报告撰写。自查内容包括规范操作、诊断、临床随访和规章制度（尤其是医疗核心制度）的执行情况。

（5）参加医院医疗质控办公室组织的会议，反映相关问题。

收集与本科室有关的问题,提出整改措施。

(6) 在科主任领导下负责撰写科室业务发展规划和总结报告,负责各科室医疗质量督查资料的汇总分析工作,并提交科主任审批。

(7) 完成科主任交办的其他工作。

4. 超声医学科科研秘书岗位职责

(1) 在科主任管理下协助科室科研管理工作。

(2) 在科主任领导下实施科室的科研规划。

(3) 组织本科室人员积极参与各级课题的申报工作,并负责本科室人员的科研课题的汇总及统一上报工作。

(4) 负责登记所有中标课题,协助科主任督促课题按计划实施,并对课题实施情况进行登记和按期总结汇报。

(5) 对新开展的技术项目按要求填写相关总结报告。

(6) 负责收集、汇总当年科室人员发表的各级论文的相关资料,并按期汇总分析,将分析结果及时向科主任反馈。

5. 超声医学科教学秘书岗位职责

(1) 在科主任管理下负责协助本科室教学管理工作。负责协助科主任做好教师的政治思想工作,培养良好的职业道德,建立良好的工作氛围。

(2) 负责安排本科室的教学活动,制订本科室的教学计划、教学进度,并交由科主任审定,协助科主任调配本科室的师资力量,以保证教学任务顺利完成。

(3) 注重课程合理规划安排,协助科主任对教材进行选择与分析,制订教学计划或修订教学大纲,设计安排实验课内容,并定期检查教学成果。

(4) 协助科主任制订切实可行的人才培养计划,安排教研室的业务学习，开展专业科研和教学研究，在提高专业业务水平的同时，不断提高教学水平。

（5）负责落实对学生的考试、考核，确定考试（考核）的内容和形式，并交由科主任审定，同时做好考试（考核）内容的保密工作和成绩登记及上报工作。

（6）负责记录本科室成员关于教学的全部考核结果。

6.超声医学科专业组组长岗位职责

（1）在科主任领导下，负责亚专业组的所有业务工作，指导下级医师及进修医师学习。

（2）参加本科室疑难病例讨论，服从科室安排，参加院内外会诊。

（3）负责具体组织并实施亚专业发展规划和科研规划。

（4）负责亚专业组新技术项目的开展，积极申报各级科研课题。

（5）参加教学工作和指导下级医师学习。

（6）协助科室主任、副主任制订本科室业务发展规划，参与科室医疗质量管理工作。

（7）协助科主任工作，完成本专业组的其他工作。

（二）医师、护士

1.主任医师岗位职责

（1）参加本科室医、教、研咨询指导工作。

（2）参加本科生、进修生和研究生的教学与培养工作。

（3）积极申报科研项目，并负责主持该项目的相关工作；同时应参与本科室其他项目的咨询与指导。

（4）根据科内安排，参加院内外及远程急、重、疑难病例的处理与特殊疑难病例的讨论、会诊。

（5）担任硕士或博士生导师的，应认真负责地参与研究生课题相关的各项工作。

（6）指导本科室下级医师做好各项医疗工作，有计划地开展"三基三严"培训，并督促下级医师认真贯彻执行各项规章制度和医疗操作规程，防止差错事故的发生。

2. 副主任医师岗位职责

（1）参加本科室超声诊断工作。

（2）根据科内安排，参加院内外疑难病例会诊、介入性超声或其他业务工作。

（3）参加本科生、进修生和研究生的教学工作。

（4）参加本科室的专科门诊。

（5）根据科内安排，参加本科室有关的科研项目和重大研究课题。

（6）指导本科室主治医师和住院医师的医疗工作；督促下级医师认真贯彻执行各项规章制度和医疗操作规程。

3. 主治医师岗位职责

（1）根据科内安排，参加诊断、介入性超声及其他业务工作，并上机操作。

（2）参加本科生、进修生和研究生的教学工作。

（3）参加本科室的值班、门诊、会诊、出诊工作。

（4）根据科内安排，参与本科室相关的科研和重大课题研究。

（5）认真执行各项规章制度和技术操作常规，检查本科室的医疗护理质量，严防差错事故。

4. 住院医师岗位职责

（1）参加超声诊断一线工作，检查前应认真阅读并核实申请单，仔细核对患者信息，了解需检查项目及临床提出的要求，对不符合要求者，应与开单医师联系，纠正申请单的错误或退回申请单。

（2）遇到疑难病例时，应及时请上级医师会诊。

（3）完成科内安排的相关医疗工作（上机操作、书写报告等）。

（4）完成本科室的示教工作。

（5）参与本科室部分课题研究。

（6）参与进修、实习医师的带教，负责检查和修改进修医师、实习医师书写的报告。

5. 上机操作医师岗位职责

（1）负责对病员检查的全过程；指导下级人员的仪器操作及病例分析。

（2）审阅申请单，规范操作方法及步骤。

（3）对特殊或疑难病例，咨询上级医师，并请示会诊。

6. 书写报告医师岗位职责

（1）认真参加读图，并出具准确无误的超声检查报告单。

（2）完成每天的各种检查报告书写，并送交上级医师审核签字。

7. 复核、咨询医师岗位职责

（1）参加读图讨论。

（2）按时复核每天疑难病例的诊断报告。

（3）指导下级医师上机操作及报告书写；负责解答下级医师疑问。

（4）出现特殊情况或疑难、危重病例，及时向上级医师汇报。

8. 值班医师岗位职责

（1）准时交接班，中途不脱岗。

(2)完成值班期间一切工作,包括超声业务、与临床科室或医院行政后勤部门的联系。

(3)做好科室设备、财产的保管与安全使用。

(4)如遇重大疑难问题无法解决时,应及时请示上级二线值班医生或主任,并请求指示解决。

(5)下班前做好交接班工作(包括书面记录)。

9.护士岗位职责

(1)具备2年以上临床护理工作经验,并具有护士执业资质。

(2)从事超声诊断及介入性超声的辅助工作,包括:静脉注射(如:超声造影)、腔内超声准备、宣传、维护秩序、安排候诊、清洁消毒及与医院其他部门联系等工作。

(3)负责领取和保管抢救药品及其他抢救物品。

(4)认真执行医疗、护理各项规章制度和技术操作常规,严防差错事故发生。

十四、人员考核制度

(一)定期考核与绩效评价

全科室在职人员(医师、技术人员、护士)均按医院统一制定的各级工作人员工作职责及培养要求进行医、教、研及日常工作,定期对理论知识、操作技能等相结合的德、能、勤、绩进行考核考评,建议每月或每季度1次。

(二)年度考核

年终根据医院规定期限,科室统一安排对全科室在职人员(医师、技术人员、护士)的定期考核和绩效评价进行年度汇总考核。

（三）考核结果的反馈与存档

将各级人员的定期考核和绩效评价，以及年度考核结果存入档案，供晋级与奖惩参考。

十五、工作考勤与医德医风考评制度

（一）迟到和早退的处理

1. 上下班每迟到或早退 1 次，按医院和科室规定处理，累计 3 次按旷工 1 天处理。

2. 一次性迟到或早退超出 30min 时，按旷工半天处理；超过 2h 按旷工 1 天处理。

3. 当月累计迟到或早退超过 5 次者，按医院和科室规定处理，可扣罚当事人当月绩效。

（二）脱岗和旷工的处理

1. 脱岗 1 次或旷工 1 天，按医院和科室规定处理。

2. 科室内对脱岗和旷工人员需进行严肃的批评教育，并在科内进行通报。

3. 连续旷工超过 15 天的或 1 年内旷工累计超过 30 天的，上报医院，并按医院相关规定处理。

（三）科室医德医风事件的报告和处理

1. 实行零投诉考核：①凡被病人投诉，经核实属工作人员主观原因所致的，按医院和科室规定处理，科室负责人同时承担管理责任。②若发生影响恶劣的医疗缺陷或纠纷，首先扣除当事人年终奖金的 50% 和科室负责人年终奖金的 30%，最后依据定性结果按实际处罚额度以就高不就低的原则进行扣除，或按医院或科室规定处理。

2. 不实行首诊负责制、未向病人解释或介绍相关事宜、延误病人检查和治疗时间，并造成不良反应的，按医院和科室规定处理。

3. 工作时间着装不整、不佩戴或不规范戴胸牌的，一经发现，按医院和科室规定处理。

4. 为保证医疗安全，严禁酒后上岗，一经发现，按医院和科室规定处理。

5. 在对患者诊治或检查时，接打与工作无关的电话；或在工作时间上网聊天、玩电脑游戏等，一经发现，按医院和科室规定处理。

6. 带亲戚、朋友插队看病或者其他影响正常医疗秩序的行为，一经发现，按医院和科室规定处理。

7. 在医疗过程中缺乏协作精神，不注重交流与沟通，引起医护人员之间不团结或造成患者误解或投诉的，视情节按医院和科室规定处理。

8. 在工作时间，与职工或患者发生争吵、打架的，视情节轻重，扣当事人一定比例年终奖金，并全院通报批评。

9. 在医疗服务活动中索要患者及其亲友财物或者牟取其他不正当利益，以及采取刁难患者、有意拖延治疗时间等手段索取钱物的，除如数退赔所得金额外，给予一定罚款；触犯法律的，移交司法机关依法处理。对患者或其亲友给予的财物无法拒绝时，必须上交或报告医院处理。

10. 在诊疗活动中，收受药品、医用设备、医用耗材等生产、经营企业或经销人员以各种名义给予的财物或提成的，除没收其全部所得外，并按有关规定进行处理。

11. 严格执行各种收费标准，对违反医疗服务和药品价格政策的，如多计费、多收费、私自收取费用或硬性向病人推销药品，情节严重的，直接责任人除退赔所得金额外，还要给予一定金额的罚款，而且必须追究科室负责人的责任。

12. 隐匿、伪造或擅自销毁医学文书及有关资料的，应按相应法律、法规给予处理。

13. 出具虚假医学证明文件（含病假条、报告单）或参与虚假医疗广告宣传和药品医疗器械促销的，将影响个人年终奖和职称考评，并按《中华人民共和国执业医师法》有关规定给予相应处理。

14. 不认真履行职责，玩忽职守，虽经发现但未构成医疗差错或事故的，对当事人给予一定经济处罚；造成医疗事故或严重医疗差错的，按《医疗事故处理条例》进行处理。

15. 医疗服务态度恶劣，造成恶劣影响或者严重后果的，或1年当中被病人投诉3次（含3次）以上的，应按医院和科室规定进行处理。

16. 对于不服从组织安排，拒绝参加帮扶、义诊的，当事人不得参与个人荣誉相关的先进评比。

17. 以患者名义给自己或他人"搭车"开药、做检查、治疗或截留病人药品的，除如数退赔全部费用外，还应按医院和科室规定进行处理。

18. 其他严重违反职业道德和医学伦理道德的，应依据相关法律、法规进行处理。

违反以上任何一条，在年度医德考评中可直接评定为差，除实行经济处罚和全院通报批评外，应视情节严重程度向相关部门报告。同时，视情节严重程度可给予解除劳动合同、转岗；涉嫌违法者，交司法机关处理；并作为聘任、任职、提薪、晋升以及评优的参考依据。

(四)患者隐私保护和性骚扰事件的报告和处理

1. 尊重患者的隐私权，检查患者隐私部位时需要有第三者在场，违反者给予批评教育和相应的经济处罚。在医疗诊治中，泄露病人隐私并造成严重后果的，将影响个人年终奖和职称考评。

2. 发生侵犯患者隐私和性骚扰事件应及时报告科主任，以减少或消除事件的不良后果。

3. 侵犯患者隐私和性骚扰事件发生后，按其性质与情节，报告医务部，必要时提交医院相关部门进行鉴定，吸取教训，改进工作，并将有关情况通报患者家属。

4. 发生严重侵犯患者隐私和性骚扰事件后，应及时由科主任报告医院相关部门，由专人对各种有关记录作妥善保管，不得擅自篡改或销毁。

(五)医疗安全责任事故处理

如经相关部门认定为医疗安全责任事故，直接责任人应严肃处理。经济处罚标准按医院规定执行；如涉及行政处罚或者违法的，应遵照行政主管部门或者司法部门规定执行。

(六)医疗技术事故处理

对医疗技术事故责任人的处理遵照医院管理规定进行，应以教育学习及提高技术水平为宗旨，必要时可学习考核后再上岗。

(七)医疗器械安全责任事故处理

建立健全的安全保卫职责，落实到人。一旦发生仪器设备被盗事件，应及时报告相关部门；对相关责任人进行一定处罚，处罚标准参照医院相关规定执行。

十六、医疗事故处理制度

(一) 医疗事故的防控

1. 医疗事故防控是指医疗机构按照《医疗事故处理条例》及卫生行政部门相关规定，采取各种有效措施，积极预防医疗事故的发生。

2. 医疗机构及其医务人员在医疗活动中，必须严格遵守医疗卫生管理法律、行政法规、部门规章，定期组织职工进行卫生管理法律、法规、规章制度的培训，不定期进行医疗安全质量教育，及时传达上级卫生部门有关医疗安全方面的文件和各项规定，严格依法执业、依法行医。

3. 医务人员要严格遵守操作规程，加强业务学习，提升业务技能。超声医务人员要严格按照中华医学会编制的《临床技术操作规范·超声医学分册》及中国医师协会超声医师分会编制的《超声检查指南》完成检查及报告书写，超声图像应包含正常检查部位、异常部位的二维图像、彩色多普勒、M型曲线、造影动态图像及分析、三维及四维图像等，超声描述与结论应客观、准确，并提出合理化建议，文字和图像均由专门的储存器保存，按病历管理规定，门诊保存5年，住院保存10年。

4. 加强医务人员医学伦理道德教育，恪守职业道德，尊重患者，保护患者隐私，提高医务人员的服务意识。

5. 医院设立负责医疗事故防控部门，负责制订医疗事故防范措施及预案，负责处理各类医疗纠纷及事故，加强与医疗行政主管部门、司法部门、新闻媒体等部门的沟通与合作。

6. 超声特殊检查及治疗，必须履行知情告知义务，如实告知该检查和（或）治疗的必要性、局限性及可能存在的风险，在征得患者同意及对后果表示理解并签署知情同意书的情况下方可实施检查和（或）治疗。

7. 注重医院硬件投入与建设，优化就医流程，营造舒适、和谐的就医环境。

（二）医疗事故报告、记录及反馈

1. 医疗事故发生后，严格按照《医疗事故处理条例》规定向医院及上级主管部门汇报，及时采取有效措施，避免或者减轻对患者身体健康的损害，防止损害扩大，坚决禁止隐瞒不报、个人和科室私自处理。

2. 医疗事故发生后，要详细记录患者的基本信息、诊治经过、主管医师的病情分析及发生事故的原因、患者的不良后果、患者及家属的诉求、医患双方争议的要点等。

3. 医疗事故发生后，要客观、准确记录在诊治及检查过程中是否存在违法、违规、过失行为及不作为行为，积极配合并向主管部门提交原始超声检查及诊治的影像资料，作为医疗事故原因分析、定性及责任划分的依据。

4. 医疗事故发生后，对疑难病例、死亡病例要组织讨论并分析原因，必要时请上级医院专家会诊、指导。

对死亡病例或死因不明的患者，应告知患方在规定时间内提出尸检申请，尸检与否应让患者家属签字；院方应当如实记载，并记录在场的其他证人。

5. 医疗事故处理结束后，要对诊治经过、讨论意见、鉴定意见、判决意见、改进意见等进行汇总，形成书面报告，提交医院相关管理部门备案。

（三）医疗事故处理路径

1. 发生医疗事故后，应按照相关程序向医院主管部门及时汇报事故的主要情况，并由医院主管部门根据事故的严重情况采取相应的措施，以防止事故影响的扩大，最大程度减轻对患者的损害。

2. 发生医疗事故后，应按照《医疗事故处理条例》规定封存相关病历资料。

3. 发生医疗事故后，相关科室主任与医院主管部门应一同及时与患者家属沟通，向患者家属说明事故发生的基本情况，了解患者家属的意见及诉求。

4. 医疗事故发生后，可由医患双方协商，选择自行协商解决、申请医疗卫生行政主管部门行政调解、医疗机构所在地医疗纠纷人民调解委员会调解，若医患双方不愿协商或协商、调解不成功的，任何一方当事人均可向人民法院提起诉讼。

5. 医疗事故发生后，如有辱骂、威胁、殴打医务人员，拉横幅、搭设灵堂、打砸医院设施，向新闻媒体、网络散布不实言论等扰乱医院正常秩序、影响医院声誉及形象等行为发生时，应立即向当地公安机关报案，由公安机关维护医院的正常秩序。

（四）医疗事故相关图文资料的保存与封存

1. 发生医疗事故后，相关的影像资料应按照《医疗事故处理条例》规定随病历封存。

2. 严禁篡改、伪造、销毁报告。

3. 需要提供影像资料时，应按照《医疗事故处理条例》及《医疗机构病历管理规定》的相关条例和规定依法提供。

（五）医疗事故的责任与处罚

1. 医疗事故的主要责任人为主检医师或首诊医师，由多人会诊完成诊断而引发的医疗事故，参与者为共同责任人。

2.发生医疗事故后，必须查明事故原因、事故性质、事故责任，并进行责任追究。责任追究按照责任事故追究及技术事故追究方案进行追责。

3.医疗事故责任人应承担相应的行政责任，根据事故性质、事故责任给予诫勉谈话、通报、降级、暂停处方权、暂停执业、转岗直至辞退等处罚。医疗事故产生经济赔偿的，由相应责任人根据处理结果及事故定性给予相应的经济处罚，承担法律责任者按照人民法院判决执行。

十七、进修工作制度

（一）进修申请

根据科室安排和所在医院相关规定，向科室和医院或卫健委有关职能部门提出进修申请，同时根据进修医院规定提交进修申请和相关材料。进修申请参考范本如下。

尊敬的××：

我是超声科的_____医生，_____年参加工作，已获得医学影像及核医学专业执业证___年。多年来，本人勤勤恳恳，刻苦钻研业务，对本专业的常见病、多发病已经能够熟练掌握，并能够独立工作。

为了让我的专业知识精益求精，需要学习上级医院的先进经验，以提高本人的综合素质，应对当前科学的高速发展，提高我院的竞争力，本人希望能够去_____医院____科进修6个月（1年），望院领导斟酌考虑，请审批。

超声科：_____年___月___日

(二)进修计划安排

根据进修学员亚专业方向确定重点掌握的相关知识,如腹部方向需掌握:

1. 正常子宫附件及常见疾病的声像图。
2. 常见妇科疾病声像图。
3. 产科常规超声检查。
4. 肝、胆、脾、肾、胰、腹部器官的正常和异常声像图及常见病声像图。
5. 腹部疑难病声像图改变。

(三)进修规章制度

1. 进修人员必须填写进修申请登记表,由科教科审核并进行入院考试及培训,在征求相关科室意见后,发给接收通知书。科室和个人不得自行安排接收进修人员。

2. 为保证进修生质量,凡来院进修者,必须具有专科以上学历、已获得医学影像及核医学专业执业证、从事超声诊断工作5年以上、身体健康、政治表现好、医德医风好,且入院考试合格者。

3. 接收进修生的时间一般为每年的3月和9月。进修生必须凭医疗机构介绍信和进修报到通知书按时到科教科报到。如因事不能按时报到者,应事先由选送单位来函请假,请假时间不得超过2周,否则作自动放弃处理。

4. 进修生必须在报到前或报到时凭科教科出具的缴费通知单到有关部门一次性交清进修费用。中途退学或被终止进修者,不予退款。拖欠费用者,按医院有关规定处理。

5. 进修内容根据选送单位的申请要求,由科教科同科室协商确定。进修时间至少为3月。科室或个人未经批准不得随意改变计划。

6. 科室应指定专人带教。指导老师应根据进修内容,在1周内制订出带教计划,并经科主任审核后认真实施。

7. 进修期间原则上无假期,如遇特殊情况需请假者,必须由本人写出请假报告。请假时间为1天的,由指导老师同意后经科主任批准并报科教科备案;2～3天的,由科教科批准并备案;4天以上的,由选送单位来函证明并经科教科批准备案。请假手续办妥后,方可离院。每次请假不得超过1周,累计不得超过总进修时间的1/12。

8. 进修生在学习期间可凭临时借书证借阅图书。

9. 进修生的党、团活动和政治学习随所在科室进行。

10. 进修生的住宿凭科教科出具的住宿通知单由总务科安排。

11. 进修生必须严格执行院内各项规章制度,认真履行岗位职责,服从科主任和上级医师的安排。对违章违纪者,视其情节轻重,给予批评教育,甚至终止进修,并将有关情况通知选送单位。对一切不良行为造成的后果,责任自负。

11. 进修期满后,应进行考核鉴定,合格者由科教科颁发进修结业证书。

12. 进修生离院前须凭离院清单办理离院手续。

(四) 进修人员的工作改进

1. 进修人员在学习期间如违反了规章制度应由科室提出改进意见及改进时间,并在规定时间内由带教老师督促其改进。

2. 如未在规定时间内改进,以书面形式报医院领导审阅后寄回原单位,根据情节轻重确定是否终止进修。

（五）进修人员的奖惩

1. 对进修医生在医疗工作中有特殊贡献者，给予表扬。

2. 对医疗作风恶劣、违反医务人员医德规范者，终止进修，并将情况以书面材料报医院领导审阅后寄回原单位。

3. 对一切不良行为造成的后果，责任自负。

（六）进修的考核和鉴定

1. 内容

① 政治思想、职业道德、劳动纪律、工作责任心。

② 能力：常见病或多发病的分析能力、疑难病的鉴别诊断能力。

2. 方法

① 选择考试卷和上机操作的方法，结果分为：优、良、及格和差。

② 每两个月考一次，成绩填入考核表中，进修结束后以平均成绩作为最后的结业成绩。

③ 进修结束，由进修科室对其进修期间各项工作综合考评，意见填入考核表中，并寄回原单位备案。

3. 进修医师必须由副高级以上医师负责指导，主治医师以上实施带教。

4. 根据不同医院或不同进修学员的亚专业发展方向，安排不同的重点学习内容，如：普通超声、阴道超声、心脏超声及三维超声等。

十八、质量控制专人负责与自查制度

（一）超声医学科应重视质量控制工作。

（二）在超过10名工作人员的科室，建议质量控制由专人负责；少于10名工作人员的科室，建议由科室主任兼管。

（三）质量控制的具体要求及质控督查评分标准，按卫生部下发的专项文件执行。同时根据每年卫生部下发的最新文件和国家颁布的相关法规，及时对质控的具体内容及打分标准进行修改。

（四）超声质控工作应在每年两次督查前，由科室先自行检查，发现问题，及时改进。超声质控中心要求填写的表格及文字内容，务必及时反馈，并将其纳入质控督查内容之中。

第三章 超声检查规范指南

1. 心脏超声检查应按照中华医学会超声医学分会超声心动图学组编写的《中国超声心动图基本检查和测量指南》执行。

2. 肝脏、胆道系统、胰腺、脾脏、肾脏、输尿管、膀胱、尿道、前列腺、精囊、肾上腺、腹膜后超声检查应按照中国医师协会超声医师分会编著的《腹部超声检查指南》执行。

3. 胃肠超声检查应按照中国医师协会超声医师分会编著的《腹部超声检查指南》执行。

4. 甲状腺、乳腺超声检查应按照中国医师协会超声医师分会编著的《血管和浅表器官超声检查指南》执行。

5. 肌肉、骨骼系统超声检查应按照中国医师协会超声医师分会编著的《血管和浅表器官超声检查指南》执行。

6. 颅脑血管、颈部血管、腹部血管及四肢血管超声检查应按照中国医师协会超声医师分会编著的《血管和浅表器官超声检查指南》执行。

7. 产前超声检查应按照中国医师协会超声医师分会编著的《产前超声和超声造影检查指南》执行。

8. 肝脏、胆囊、胰腺、肾脏、甲状腺、乳腺、前列腺、妇科及腹部实质性器官创伤超声造影检查应按照中国医师协会超声医师分会编著的《产前超声和超声造影检查指南》执行。

9. 超声引导穿刺活检、超声引导穿刺抽吸和置管引流、超声引导消融治疗、超声引导封堵治疗、超声引导旋切治疗和介入性超声在妇产科的应用以及其他术中超声诊断和治疗的质控规定按照中国医师协会超声医师分会编著的《介入性超声应用指南》执行。

10.上述超声检查规范指南未涵盖的超声医学质量控制内容参考公开出版的国内外超声医学专著和指南以及规范执行。

第四章　介入性超声及超声仪器调节

一、仪器及操作场所要求

（一）超声诊断仪和穿刺引导系统

1.超声诊断仪要求分辨率高、显像清晰的中高档彩色多普勒超声诊断系统，并配备有专用的穿刺引导系统，用于病灶的显示、定位及准确的引导穿刺。

2.穿刺用探头分为专用穿刺探头和普通超声探头两种类型。临床实践中，不同类型的普通超声探头配备适宜的穿刺引导支架，可保证穿刺针能沿预定的穿刺角度与深度进入扫描平面，刺中目标，并实时监视穿刺全过程，从而提高穿刺的准确性和稳定性，以满足各种部位的穿刺需要。

穿刺引导支架须具备下列条件：

（1）适宜的针槽长度，一般长度大于3cm，以保证穿刺针不偏移。钢质材料、较硬塑料等材料的导槽配件，其精确性和稳定性均较好。

（2）针槽口径应适合不同规格的穿刺针。进针过程中，穿刺针不能有松动或阻力感。

（3）角度控制调节装置有两类：一类是固定式，即只有一种进针角度；另一类是可调试，即可根据穿刺目标的深度，选择不同角度进针。初次使用前应进行水槽实验，确保穿刺架角度与超声穿刺引导线完全一致。

(4) 穿刺针的装卸应灵活方便。在治疗过程中,此点对于安放测温针和微波电极非常重要。

3. 常规针具及用品

超声引导下经皮穿刺获得组织病理标本在临床上已被公认为是一种安全有效的微创方法,其不仅应用于治疗前确诊,而且在介入治疗后对判断肿瘤是否坏死亦有重要的应用价值。微波等多种物理方式治疗肿瘤须将植入式微波电极经皮穿刺放入肿块内,而该电极较细、不硬,表面有专门处理的耐高温及抗粘涂层,因而在超声显像引导下用穿刺引导架将其准确地导入是适宜的方法。

(1) 穿刺活检针具

目前用于穿刺活检的装置较多,主要有:手动活检针(手动切割式活检针、手动负压抽吸式活检针)和自动弹射活检装置。针对取材部位及组织的性质不同,其优缺点也各不相同,在肝癌的诊断和治疗过程中,应用较多的是自动弹射活检枪,它能在一次击发后自动完成活检切割,效率高,取材质量好。活检枪所配活检针针号有14~23G,肝肿瘤活检常用18G,个别情况下亦可选用14G或16G活检针。针号G为国际通用的用以表示穿刺针的规格单位。活检针的长度规格亦不同,应依临床需要选用。

(2) 物理治疗针具

①电极微波等治疗仪上配有可调换经防粘处理的辐射电极,电极全长23~30cm,其外径为1.4mm,前端裸露段为辐射端。

②电极引导针(PMCT引导针)规格为14G,外径为1.6mm,其表面进行了绝缘、隔热和防粘处理。依长度不同有长、短针之分。长针长度为200mm,短针长度为145mm。在临床治疗中,长、短针与微波电极的相应长度配套使用。针尖依其

形状分为锥形针和斜面针。锥形针尖端对称,适于直接穿刺至肿块中心。斜面针因其针尖有一斜面,穿刺进针十分锋利,但可能出现轻度偏离,操作者须注意调整。

③治疗中,温度的测量采用微波仪上配置的热敏电阻测温针,规格为20G,外径为0.9mm,其感温点位于针尖部。可通过18G引导针,穿刺至所需测温点。

④皮肤保护套管长度为2～3cm,其材料为聚四氟乙烯。在治疗浅表部位的肿瘤时,用其套在PMCT引导针外,经皮肤放置于皮下,用以保护皮肤不被烫伤。

(二)操作场所

介入超声室是超声医学科的一个组成部分,在建科时应做统一的设计安排。介入超声室的环境要求安静、清洁、灰尘少且无强电磁场干扰,并有无障碍直接通道。介入超声室主操作房间功能分区明确,再配上不同功能的准备室,以便把患者的准备、介入技术的无菌操作以及医师的会诊或观摩等活动区分隔开,以减少主操作间的污染,并保障治疗过程有序进行。

1. 主操作间

主操作间的面积以40～50m^{2}为宜,要求配备一台标准超声仪、一张手术床、一套麻醉及呼吸、心电监护系统、1～2台介入治疗仪及一张手术操作台。主操作间要有窗户并能开窗流通自然空气,要有空调系统以调控适宜的温度,室内要易于清洁、消毒,地面要易于清洗、有地漏,墙面要平整且夹墙内安装必要的设备(如壁柜、观片灯、电源插座盘、传呼系统、管道氧气及负压吸引装置等),天棚上要装置无影灯、输液天轨、照明灯、紫外线灯、监视器及电视转播摄像头等,以手术床为中心,各台仪器安放到位，备有常规急救药品，在主操作间旁、洗手区设置约 $3m^2$ 的清洁区用于清洁用过的器具和放置污物及标本。

2. 准备及恢复间

患者先进入此房间，做必要的术前准备，如换鞋、更衣、打针、输液等，然后再进入主操作间。在介入操作结束后，患者可在此留观或行短暂的术后和麻醉后恢复，如发现异常应及时处理。室内应安置管道氧气及负压吸引装置，备有常用的止痛、止血及其他常规急救药品和急救复苏用品。

3. 会诊及观摩间

此房间是医师的活动区，医师在治疗前，可在此查阅相关资料以及对疑难患者会诊讨论，确定具体操作方案。进修医师及来访参观者均可在此观看操作的电视转播，并可通过壁式玻璃窗直接观看主操作间的现场工作情况。

每个医院介入超声室的规模由患者的数量和开展介入超声技术的种类决定，可以有 1～3 个主操作间及相应附属间来满足临床需要（根据发展趋势，可以将活检诊断类与介入治疗类分类建立，并且可以建立不同技术类型，如微波、射频或高强聚焦超声、激光等介入治疗室）。

二、工作室规章制度

1. 接受临床申请单，预约安排患者，发出手术通知单，并通知病房有关医师、患者以及麻醉科（若需要静脉麻醉）。

2. 治疗前，超声医师必须掌握患者的病史和病情，了解临床需求，明确介入操作的目的。主操作医师需对患者进行一次专门的超声检查，具体了解病灶或目标情况，确定穿刺途径，拟定操作程序，进行术前评估。对于病灶显示不清或无安全穿刺途径者，则视为禁忌症，应通知临床主管医师和患者，并取消手术安排。

3. 工作时间，非有关人员不得进入介入超声室，非有关操作人员不得进入主操作间。

4. 进入主操作间前须换鞋、着洗手衣、戴帽子及口罩，进行手消毒。

5. 操作室内保持安静，不得大声说话、聊天说笑。

6. 每一次介入操作过程都必须严格遵守无菌技术要求，从皮肤消毒、超声引导显示病灶、定位、瞄准、穿刺及病灶处理，直至最后出针，要求操作人员精力集中、全力配合、准确高效完成手术操作。

7. 有接台手术时，应遵守无感染患者在先，有感染患者在后的原则。

8. 治疗后，介入室要及时通风、清洁、消毒、保持清洁，物品归位。

9. 单纯取活检的患者可以门诊方式进行；囊肿、脓肿及良性肿瘤患者的介入治疗，可以门诊方式也可以住院方式进行，酌情而定；恶性肿瘤患者的介入治疗，原则上应住院后再进行。

三、穿刺探头的消毒灭菌及相关物品准备

（一）包裹隔离法

包裹隔离法是目前较为常用的消毒灭菌方法，即使用已消毒好的一次性无菌塑料袋或塑料薄膜，将穿刺探头包裹密封，以达到操作探头无菌的目的。探头探查面与包裹物之间应涂以耦合剂，以减少其界面的气体干扰。附加的穿刺引导支架及导槽应从探头上卸下另外消毒，硬塑制品可用消毒液浸泡，金属穿刺引导支架可用高压消毒或消毒液浸泡。如使用浓度为760mg/L的氧氯灵消毒液，可在2min内灭活乙型肝炎病毒，30min细菌芽孢灭杀

率达99.99%。

（二）液体消毒法

液体消毒法的消毒液有氧氯灵、乙醇和苯扎溴铵（新洁而灭）等。

1.浸泡法：不同厂家的探头，其密闭性能和使用材料不同，应严格按照说明书的规定进行浸泡消毒。浸泡前，必须确认探头可防水，且消毒液不会损伤探头表面。浸泡消毒取出后，立即用清洁水（如无菌蒸馏水、无菌生理盐水）清洗，并用无菌纱布擦拭干净，备用。有些探头只能部分浸泡，因探头与导线的连接处不防水，所以不能浸泡的消毒部分与导线要用灭菌薄膜包裹。

2.擦拭法：先用纸巾清洁探头表面，后用氧氯灵消毒液纱布反复擦拭探头表面1~2min，再用无菌生理盐水纱布擦拭探头。此方法操作简单，但擦拭探头前须向生产厂家了解清楚，消毒液对探头是否有损害，因不同的消毒液长期反复消毒探头，亦会造成不同程度的损害。此外，该方法不宜用在血清三项（HbsAg、抗HCV、抗HIV）阳性的患者穿刺以后使用，以避免交叉感染的发生。

3.熏蒸消毒法：将探头擦拭干净后，连同导线置于密封器皿或熏箱内用环氧乙烷或甲醛气体，在常温常压下，熏蒸12~24h后，备用。

（三）相关物品

1.消毒包：止血钳2把（直钳、弯钳各1把）、纱布8~10块、弯盘1个、治疗巾2块。

2.治疗盘：碘伏1瓶、75%乙醇1瓶、刀柄及尖刀片各1

个、电极固定夹若干、1%的利多卡因及无菌生理盐水1瓶、无菌棉签1包、10ml注射器1个、蝶形胶布或脱敏胶布若干、无菌手套2~3副，消毒冰袋2~3个。

四、工作人员配备

介入超声属侵入性诊疗，相当于一种精确的小手术，其核心内容有两点：其一，精确的超声引导技术；其二，直接有效的介入诊断和治疗技术。因此，有关操作人员必须具备较好的超声成像的基础理论知识、较丰富的临床超声检查经验以及较全面的有关疾病的临床诊断及治疗知识。介入超声技术的实施如同外科手术一样，须主操作者与助手密切配合协作，以保证整个操作过程能顺利、准确地完成。同时，所有工作人员必须严格执行无菌操作技术要求，养成良好的无菌操作习惯。根据介入超声专业的要求，工作人员的基本配备建议如下。

1. 超声医师或技师1名，负责超声引导技术，进行术前定位、术中引导穿刺针进入靶目标、监视介入处理的全过程，自始至终保证超声引导的准确性，是主操作者的密切助手。

2. 介入操作医师1名，直接完成介入的具体操作过程，是患者的主管医师，负责掌握病情、决策介入方案，并组织实施完成。

3. 巡回护士1名，负责治疗前患者的准备，如治疗前打针、输液及血压和脉搏测量等，术中保障用药及器材的供给，治疗后帮助观察及护送患者。

4. 其他人员1名，负责超声图像记录，帮助调节声像图，以及操作各种介入治疗仪器。

5. 需实施静脉麻醉时，由麻醉科派医师进入介入室完成麻醉工作。

五、超声介入质量控制标准

1. 执行各种介入手术/操作临床路径时必须遵循相关医疗原则，重点是：介入手术围手术期制度（包括介入手术前访视病人、手术前对病人病情评估、介入手术前与病人、病人家属谈话和签字；对危重疑难病例，有手术前讨论或向上级医师咨询等）、诊断结论报告审核制度、介入器材管理和登记制度、介入器材消毒灭菌制度、差错事故登记及分析制度、财产保管及经济核算制度、术后随访制度、介入治疗质量控制制度。

2. 设置独立的介入诊疗室，三区划分明确，标识清楚。

3. 除配备介入相关设备外，应配置心电监护仪、供氧设备、各种常用药品及急救药品箱。

4. 介入所用设备均应为检测合格产品，且经过检测达到要求后方可使用。

5. 建立介入诊疗器材登记制度，保证器材来源可追溯；不违规重复使用一次性介入诊疗器材。

6. 各种导管、导丝等一次性器材，不得重复使用，各种植入体内的材料，如支架、弹簧圈等应为正规合格产品。

7. 使用一次性器材后，要求将植入体的条形码（产品编号）贴在病历里或者介入手术记录里，以备检查。术前、术中应严格消毒，防止医源性感染。

8. 介入设备及器材的维护、校准、保养应按照放射诊疗设备及器材维护、校准、保养规定执行。

9. 介入诊疗医护人员应具有相应资质，相对固定，独立排班。

10. 介入诊疗设备器材及人员配置能充分满足临床诊疗需要。

11. 介入诊疗应有具体的技术负责人，负责介入诊疗的质量控制。

12. 技术人员需接受专业技术培训，熟悉超声介入专业知识，熟练掌握仪器、工作站的操作流程，了解机器的保养与维护。

13. 护理人员应熟悉介入操作技术及流程，为介入操作做好器械、导管、附件、药物及造影剂等准备工作，配合手术医生做好突发意外事件的抢救工作，做好术后手术器械、导管的清洗、整理和消毒。

14. 介入诊疗应严格掌握适应证、禁忌证。

15. 实行介入围手术期质量控制，规避手术风险。

（1）术前：应进行患者访视、术前讨论、病情评估、病人或病人家属谈话、签署手术同意书等工作流程。

（2）术中：介入诊疗手术操作应严格遵守操作规程，意外处理措施应果断、合理，介入方式改变等应及时告知家属或委托人。

（3）术后：及时、严密观察，早期发现并发症并妥善处理。做好患者术后相关治疗与护理工作，并记录在病历中。

16. 介入报告需经主治医师及以上职称医师审核并签发。对影像诊断阳性者实施手术、诊断，以及病理追踪，提高介入手术、病理、诊断符合率。

17. 介入手术的全过程应及时、准确地记录在病历中。

18. 科室实施差错事故登记制度，并对事故原因进行分析和记录。重视临界事故，及时组织讨论，从中吸取教训，提高介入治疗质量。

19. 建立完善的术后随访制度。

20. 普通病人应在术后1～3天进行随访，并作好随访记录。

21. 已发生或可疑有并发症者应根据病情增加随访次数，并与术者或病室医师保持联系和沟通。对发生明显并发症的患者应及时实施干预措施。

第五章 超声质量控制原则、要点、标准及组织管理

一、质量控制原则

（一）质量控制的内容必须对四川省三级医院具有可操作性，上级医院务必带动下级医院；因地区差异必须考虑疾病类型、病人数量与检查时间；简明扼要，抓住重点。

（二）检查方式：超声医学质量控制中心经权威部门授权采取定期检查与抽查的方式。定期检查以填表、书面报告、视频通话等方式上报内容；抽查（不定期、不提前通知）可获得多种实际情况，并核实上报内容及数据的真实性。

（三）超声质量检查的具体内容主要包括：操作规范、记录报告与报告模板、科室环境、应急预案等方面。

（四）超声检查术语科学化、标准化、统一化。

（五）参考学习国内外先进质控方法，吸取质控过程中的经验教训，不断完善质量控制要求，逐步提高质量控制水平。

（六）本次制订的质量控制标准是现阶段行业内的基本质量标准，而非最高标准。

二、质量控制要点

（一）超声医学科工作流程

1.超声检查诊断前的质量控制和管理制度及措施

（1）执行预约制度，根据临床开单需求，采取多种方式（人

工、在线等）预约、合理安排，减少病患等待时间并交代清楚检查时的要求及注意事项（如禁食等），特殊检查特别交代（如产前超声要签署并携带知情同意书）。

（2）按专业、时机、类别及设备条件分类、分时段就诊，执行首诊责任制。

（3）危重急诊病人开通绿色通道，优先就诊。

（4）超声科区域分布合理，标识、标牌规范清楚。检查等待区域应宽敞、舒适，并配备便民设施，以及具有呼叫及显示功能的电子设备，按序呼叫病患。有条件的还应配备具有自助打印或远程推送功能的电子设备。诊室应具有相对独立的规范的检查空间、完备的设备设施（超声仪、检查床等）及合规的消耗用品（超声耦合剂、消毒湿巾等）。超声科应按制度对诊室及等候区域、通道、空间等进行管理。

（5）热情接待病患，严格执行查对制度，对病患姓名、性别、检查部位、检查目的等进行一一查对。

（6）详细询问病史，特别了解与检查相关的病史及相关检查结果。

（7）严格执行岗位职责，实行分级检查。

（8）依法执业，持证上岗，严禁非医学需要鉴定胎儿性别。

2.超声检查诊断中的质量控制和管理制度及措施

（1）严格执行诊疗常规、规范、指南等，合理规范检查。

（2）严格执行超声设备操作规程，规范使用和保养设备。设备管理遵照设备管理制度执行，运行、维护、维修记录完善。

（3）执行知情同意制度及病人隐私保护制度，特殊检查应取得受检者同意，并签署知情同意书；保护好病患隐私，包括敏感病史、检查结果的保密及隐私部位的保护。

（4）执行消毒制度，按层级消毒隔离及处理，按规定处理废物，并完善相关记录。

（5）严格按程序规范检查诊断，执行会诊制度及疑难病讨论制度，必要时预约专家会诊及多学科会诊。允许必要时动态观察、延时检查及功能实验。

（6）特殊类型检查诊断，如声学造影等，按专业规范及要求进行。

3.超声检查后的质量控制和管理制度及措施

（1）严格执行报告编写规范，由检查者本人或助理按规范编写报告，文字简练、表达完整、用语规范、符合逻辑。

（2）实行渐进式分级诊断（六级），必要时要进行分类（包括疾病分类，如先心病室缺分类；特殊分类，如乳腺Bi-Rads分类）。

（3）执行报告审核制度，由上级医师审核签发，有条件的应当推行集中质控审核；特殊情况，如急诊、床旁等，可由本人审核签发；报告人及审核人均须签字（有条件的可电子签名，但须经过认证）；及时完成、发放报告，急诊病人10min内、一般病人30min内发出报告，特别疑难复杂报告可适当延迟，并向病患说明情况，且不超过24h；有危急值时应立即报告登记；提倡自助打印报告，或通过社交工具，如微信推送报告，以方便病患。

（4）执行急诊管理制度及危急值管理制度，急诊及有危急值的情况应当即时通知临床并做好记录。

（5）执行随访制度，对住院及有价值病例指派专人负责并定期随访，采取病人随访和病案追踪相结合，及时总结经验、发现问题、改进工作。

（6）对疑难病例、特殊病例、误漏诊病例进行讨论、学习及交流。

4.质量考核、总结与提高

(1)执行质量考核制度,根据年度质控工作计划,定期(如每月)与不定期(抽查)开展质量考核,对超声检查诊断工作中的事件进行集中考核并总结分析,特别是对核心制度执行情况、职责履行情况、工作效率情况、新技术推广效果、工作中出现的差错、漏诊、误诊等进行客观分析,寻找原因,探索解决问题的办法,限期整改或向医院提出整改建议并争取政策支持。

(2)执行奖罚制度,质量、效率与绩效挂钩,奖罚分明。

(3)加强政治学习及医德医风考核,不断改进工作,提高诊疗质量。

(二)学习

1.学习制度

要求学习时间每月不少于2次,每次不少于半小时。每次学习人次不少于科室人员的80%。

2.学习内容

(1)法律法规(要求最少每半年一次)。

(2)专业业务(如:超声检查的操作常规及各脏器的标准切面;疑难病例及随访后确认的漏诊、误诊病例讨论;超声诊疗的新技术;相关影像学检查诊断指南)。

3.学习纪要

学习纪要包括学习时间、地点、参加人员、学习的标题、主讲人或主持人、学习的具体内容等。

(三)超声诊断仪的性能、保养及上报制度

1.性能及保养

(1)凡使用超声诊断设备的部门或单位,必须对每台超声诊断仪建立使用记录及故障、维修等档案资料，由专人负责并保存完整记录（见附录五）。

（2）定期进行超声诊断设备性能临床评估（见附录六），设备发生故障或性能下降时，应暂停使用并及时报修，以保证超声诊疗质量。

（3）质控中心对性能不合格（指不能保证诊断质量）的设备应做出暂停使用并立即修复的处理意见。医院及部门在收到处理意见的正式通知书后应暂停使用该仪器，并立即修复其与诊断质量有关的各项性能。如经维修后仍不能达到质量标准要求的，为对病人负责，超声质控中心应在2周内用书面材料报请卫健委，并建议该设备报废，经卫健委审批同意后正式发文。

（4）质控中心对彩超设备中彩超性能指标不合格，但黑白超声性能合格的设备，做出"彩超降低至黑白B超"的处理决定。有关医院在收到上述"降低使用"的正式通知书后，应立即停止使用该仪器进行彩超诊断，并在该设备醒目处挂上"本仪器型号名称，从即日起降级作黑白超声诊断用"；收费标准同时下降至黑白超声标准。

（5）为确保超声诊断的质量，必须重视并严格执行超声诊断设备的性能要求。凡因不重视制度规定、不认真执行质控中心处理决定者，将记录在超声质量控制档案中，作为全面评分的客观依据。如因未重视执行制度而造成误诊、漏诊致发生医疗事故或医疗纠纷者，责任单位应承担相应的社会责任或法律责任。

（6）在进行保养或清洁时，应关机并拔掉电源开关。定期使用消毒湿巾清洁仪器的所有外表面和探头，注意探头使用后要将耦合剂擦拭干净。空气过滤装置至少1月进行检查、清洗1次。

2.上报制度

(1) 每年10月底前各医疗机构中使用超声诊断仪的科室均应向质控中心如实填报所用的各种超声诊断设备的性能情况。

(2) 凡使用期已达10年（包括超过10年）的超声诊断设备（包括黑白超声、彩超等），应另列报表于每年8月底前报质控中心，评定其是否达到保证诊断质量的要求，即能否保障临床诊断要求。

(3) 设备发生故障或性能下降，已修理而性能不能达标者应在1周内用书面及电话报质控中心，并配合质控中心进行调查、研究，严格评估、核实该仪器的临床性能情况，并做出处理意见。

（四）超声随访及资料管理

1.目的

随访工作是超声科室日常工作的一个组成部分，对于完善医学资料、加速经验积累和提高超声诊断水平有重要价值。

2.制度

科室建立资料管理制度及随访制度，结合本医院和本科室的特色，对超声检查后的患者及其资料进行有选择的、定期或不定期的随访。具体内容包括：

(1) 科室资料的保存、管理（包括文字、图像）。

(2) 确定随访病种、项目。

(3) 如何保证落实随访工作，如由专人负责、定期随访等。

超声随访结果必须有书面记录并存档管理，随访登记表见附录一。有条件的单位可将随访资料输入计算机，从而实现更科学的保存、管理与检索。

超声随访应由专人负责。定期随访的间隔时间可根据本单位具体情况酌定，但不宜过长。随访结果应在科室内反馈、讨论和分析。

3. 内容

超声随访以诊断性资料和定期随访为主，内容包括以下两个方面。

（1）患者的随访

以下患者须考虑超声随访检查。

①罕见疾病的患者。

②超声诊断后因各种原因未能获得病理诊断报告的患者（例如，不能手术治疗）。

③列入科研项目的患者。

④术后或非手术治疗后的患者。

⑤临床认为须超声复查的患者。

（2）资料的随访

以下诊断及预后资料须考虑随访。

①病理检查的结论。

②手术治疗的发现。

③重要的实验室检查结果。

④其他医学影像检查（如CT、磁共振、核素或心血管造影等）的结果。

⑤科研项目涉及的资料。

⑥其他需要收集随访的资料。

4. 结果及应用

超声随访资料应定期进行统计分析，以病理或手术等作为参照，计算超声检查的病变定位诊断符合率和物理性质诊断符合率。合格的超声科室，其超声定位诊断符合率和物理性质诊断符合率均应达到95%以上。对于误诊或漏诊的病例，应及时分析原因。

超声随访资料及其统计分析结果，可用于总结经验、科学研究、撰写论文和进行学术交流。在不违反伦理道德和有关规定的前提下，超声随访工作也可在一定的范围内实行资源共享或用于多中心协作研究。

随访工作主要由住院医师、低年资主治医师（未满3年的）负责，应按质控中心提出的随访要求进行，并作为质控中心督查内容之一（达到足够的随访量，并逐月统计各医师的随访数量）。

三、质量控制评分标准

超声医学质量控制评分标准见附录七。

四、医院质量控制组织管理

（一）在医院主管业务的负责人（及医院质控办公室）及科主任的领导下认真进行科室超声质量控制工作。

（二）认真贯彻《医院超声医学质量控制指南》，结合临床操作常规和岗位考核职责，结合现状，在保证质量的情况下，根据检查难度和耗时，制订科学、合理的日检查量和"人—机比例"。

（三）科室设专/兼职质控管理人员进行管理、登记，并与奖、惩挂钩，按质控中心的具体要求作自查与接受督查，不断提高质控水平与诊断质量。

五、超声产前诊断质量控制管理规定

（一）建立由科主任、副主任医师、主治医师和住院医师组成的医疗质量控制小组，负责贯彻执行规章制度及操作规程，并定期对本科室医疗质量进行检查考核，督促各项规则制定的有效

实现，确保各项环节的质量达标；

（二）执行以岗位责任制为中心内容的各种规章制度，认真履行各级人员岗位职责，严格执行各种技术操作规程；

（三）建立查对、质量随访、报告双签名及疑难典型病例讨论制度，并建立与临床联合讨论制度，制订检查前、中、后的质量控制措施；

（四）进行全面质量教育、增强质量控制意识；对产前检查的超声工作人员进行岗前培训，获得资格证书后方能上岗检查；

（五）对违反规章制度及操作规程的人员，进行离岗强化教育；

（六）科室质量控制小组定期组织相关人员学习规章制度、操作规程及产前诊断中的有关规则；

（七）对执业人员进行"产前诊断"知识的强化训练，达到人人参与，人人过关，并建立质量管理考核机制；

（八）重点考核诊断质量和检查报告书写质量，对超声图像的采集、阅读进行质量控制，定期抽查报告书写质量；定期对执行技术操作规程及设备使用规程情况进行考核；质量控制小组每月要进行月评，认真分析讨论质量管理中的问题，确定应改进的事项及重点，制订改进措施；定期听取临床科室及职能科室对科室医疗质量的意见和建议。

六、超声造影质量控制

（一）超声造影检查需从事超声诊断工作5年以上的医师担任，最好由主治医师以上职称人员操作，并经过超声造影专项培训以及造影剂配置、不良反应急救等培训。

（二）根据目前国内外相关指南，严格掌握超声造影的适应症及禁忌症。

1. 适应症：经常规超声检查发现异常但却不能定性的，为明确诊断，需要超声造影提高图像质量并提供更准确的、更多的信息时，可进行超声造影检查。

2. 禁忌症：对超声增强剂任一成分过敏的患者，禁止使用超声增强剂。目前无超声增强剂在妊娠期及<5岁儿童中使用的安全性数据，因此在安全性数据出来之前不推荐在这些人群中使用。

虽然对于儿童和青少年应用超声增强剂是超适应症，但研究显示年龄>5岁的是安全的；肺动脉高压，右向左分流、急性心肌梗死、严重心力衰竭和心律失常等危急重症患者虽然使用增强剂风险可能增加，如获益大于风险，在密切监护下，可以考虑使用超声增强剂，且大量研究支持其在这类患者中使用的安全性。

大多数超声增强剂有关的过敏反应发生在使用时或使用后30min内，因此使用增强剂患者应在检查结束后观察至少30min，实验室应制定严重过敏反应紧急救治相关政策以及进行培训。

（三）制定超声造影检查流程及报告规范。

（四）造影结束后逐帧回放动态图像，仔细观察病灶的增强时间、增强强度、增强均匀程度、增强方式，按照欧洲超声医学与生物学联合会（EFSUMB）理事会2008年制定的新版《超声造影使用规范和临床应用指南》书写超声造影诊断报告。

（五）妥善保存造影病例图像，定期（每季度）转出，专档管理。

（六）定期随访病例，加强与临床科室沟通。特殊病例当天与临床医生电话或当面沟通。每一病例三个月内均应有随访结果，包括CT、MRI检查结果，以及术中所见、病理诊断、超声造影诊断符合率和误诊率、原因分析，并做专项登记。选择部分病例在学术会上交流、讨论。

七、胃肠充盈超声显像技术质量控制

（一）由胃肠超声组组长或经专门培训的高年资医师负责、其他人员参与进行胃肠病例的科内会诊。

（二）对于有问题的病人由专人负责登记并追踪病理及手术结果。每月科内针对术后胃肠超声病例追踪结果存档，包括检出率、阳性率、符合率、误诊率及漏诊率等内容。

（三）不定期进行科内疑难病例讨论或讲课。

八、乳腺超声检查质量控制

（一）对行手术的患者，要进行术后病理追踪，对与病理诊断不符合的要进行科内讨论，分析原因。

（二）对行微创术的患者，术前要再次进行超声检查，再次确认肿块的数量、方位，做好术前超声定位、术前超声记录并电脑存图。术中要及时与手术医师沟通配合，做出正确引导，行术中超声记录并电脑存图。

（三）对进行超声引导下行微创术的患者要单独存档，并追踪记录其病理结果。

（四）对行微创术的患者，要留下其电话号码，以便随访。一旦发现患者术后如为不典型乳腺癌，应及时通知患者及手术医师，使患者能及时进行下一步处理。

（五）对收集的行微创术的病例，要对其术中及术后情况进行记录和追踪，要总结经验教训并科内汇报，以提高大家对此手术的认识了解。

附录一 超声影像随访表

超声影像随访表

姓名	性别	年龄	科别	门诊/住院号	临床诊断
超声检查部位及途径			检查日期		超声号

有关实验室检查（日期、内容、数据及结果）

其他医学影像学检查（日期、影像编号、内容及结果）

手术（日期、描述、结果）

病理（大体/切片/细胞学）（日期、病理号、简单描述、诊断）

其他有价值的结果

注：1人1表，必要时附照片，也可将以上内容进行电子版存档，供参考。

应附：相关影像学检查图像、术中和术后大体病理图像和组织病理图像。

附录二 超声造影(CEUS)知情同意书

××× 医院
超声造影(EUS)知情同意书

姓 名		年龄		性别		职别		单位	
病情摘要									
临床诊断									
处理建议	超声造影简要步骤：皮肤消毒→肘前静脉建立静脉通道→根据部位注入相应超声造影剂Sonovue→注入生理盐水5ml→超声检查造影全过程→结束。 　　　　　　　　　　　　　　医师签名：_____								
预后及结果	超声造影是对腹部及其他部位占位性病变诊断的方法之一，有助于占位性病变的发现、定位、定性及治疗疗效的判断。Sonovue（声诺维）是一种含六氟化硫微泡（平均直径2.5μm）的新型超声造影剂，于2001年在欧洲应用于临床，并于2004年在中国正式上市，证明是一种安全有效的超声造影剂。但由于医学科学的特殊性和个体差异性，在造影剂使用过程中及后期，有可能出现： 　　1. 头痛(2.3%)； 　　2. 注射部位疼痛(1.4%)； 　　3. 注射部位青肿、灼热和感觉异常(1.7%)； 　　4. 其他少见不良反应(0.1%～1%)：恶心、腹痛、发热、感觉异常、高血糖、视觉异常、背痛、咽炎、皮疹、感觉运动麻痹等； 　　5. 发生过敏性休克及其他难以预料的、危及患者生命、致残等意外情况。								
患者本人或亲属及患者组织意见	自愿选择Sonovue（声诺维）超声造影检查，并对上述可能发生的后果明知。本人自愿对_____进行Sonovue（声诺维）超声造影检查。如果发生了上述情况，表示理解。 患　者：_____ 联系方式：_____　　　年　月　日 患者亲属：____ 关系：____ 电话：____　　　年　月　日								

附录三 介入超声手术患者知情同意书

1. 超声影像引导穿刺活检术知情同意书（正面）

×××医院超声诊断科
超声影像引导穿刺活检术知情同意书

患者姓名_____ 性别____ 年龄____ 住院号_____ 申请科室_____
当前诊断_____
拟活检脏器或病变部位_____ 活检日期_____

  患者因病情需要，具备穿刺活检的适应证，拟行超声影像引导下穿刺活检术，医生已将本术式的原理、作用、局限性及相关的医疗风险详尽地告知患者或其亲属，具体如下：

  超声影像引导穿刺活检术是在实时超声影像监控和引导下实施对体内病变的穿刺，获取病变部位的细胞或组织材料，为获得病变的病理学特征或病理诊断提供标本的术式。本术式具有取材相对安全、准确、快捷等特点，是临床为获得病理诊断而应用最广泛的活检术式之一。但是，作为一种微创的活检术式，仍然存在如下医疗风险的可能：

1. 取材不成功；尽管成功取材，但获取的材料不能满足做出病理诊断的需求；
2. 穿刺活检的部位或脏器的出血，可能需要药物止血、输血、介入或手术止血等，严重时可能危及生命；
3. 穿刺部位及其邻近脏器、组织的损伤，出现相应的功能障碍，严重时可为不可逆损伤，并需要相应的临床处置；
4. 穿刺部位或脏器继发感染，并可能需要局部或全身抗感染治疗；
5. 肿瘤穿刺部位、针道、脏器的种植或转移，并需要后续处理；
6. 不同穿刺部位或脏器存在其特定的风险，如：
   □ 肝脏、脾脏、肾脏及肾上腺：严重出血、腹膜炎、血尿等；
   □ 肺脏、纵隔、心包：气胸、血胸、心包填塞、咯血等；
   □ 胰腺：急性胰腺炎、腹腔腹膜后出血等；
   □ 甲状腺、颈部淋巴结及肿物：出血、窒息、喉返神经损伤致声音嘶哑等；
   □ 胆囊、胆道：胆汁性腹膜炎、胆漏等；
   □ 腹膜后、盆腔：严重出血、肿瘤种植等；
   □ 腋窝、四肢：周围神经损伤，出现相应的感觉或运动功能障碍；
   □ 前列腺：一过性菌血症、血尿、直肠出血、急性尿潴留等。
7. 其他无法事先预料的医疗风险。

  我们的医务人员将努力通过认真的准备、精心的专业操作，力争成功取材，避免、减少或减轻发生上述医疗风险，但由于不同疾病及个体差异及复杂性，难以完全避免上述医疗风险的发生，一旦发生，也将积极处理，努力减轻医疗风险给患者带来的危害。患者及其家属已完全理解上述告知内容，愿意承担上述医疗风险，同意接受本次穿刺活检术，以签字为证。

签字人：_____ 与患者的关系：_____ 联系电话：_____
联系地址：_____ 签字日期_____年____月____日
告知医生签章：_____

2. 超声影像引导穿刺活检术知情同意书（反面）

超声影像引导穿刺活检术后注意事项

□ 在观察室休息30min，无不适症状方可离去。

□ 如出现心慌、头晕、穿刺部位出血、腹部剧痛等情况，及时告知医生或立即就诊。超声科联系方式：_____。

□ 肝脏、脾脏、胰腺、腹膜后等穿刺及胆管置管后禁食2~4h；1天后可恢复正常活动，但禁止重体力活动。

□ 甲状腺、颈部、腋窝、腹股沟、乳腺、肢体浅表肿物或淋巴结穿刺后用手压迫穿刺部位15min。

□ 胆管、肾盂、输尿管、胸腔、腹腔置管引流后记录引流量，注意引流液体颜色，避免牵拉拖拽引流管。

□ 前列腺穿刺后静脉注射抗生素，多饮水，避免便秘，停用抗凝、扩血管药物2天。可恢复正常活动，但禁止重体力活动。

□ 穿刺标本的病理诊断耗时5个工作日左右，可先通过_____电话确认，再带着医疗卡到超声科分诊台签字领取。

注：本知情同意书一式两份，分别由医院及患者保存。

超声科介入室电话：_____

附录四 心脏超声造影检查知情同意书

心脏超声造影检查知情同意书 （正面）

| 姓名： | 性别： | 年龄： | 登记号： |

初步诊断：

疾病介绍、治疗建议及检查潜在风险

　　根据患者目前的病情，需进行心脏超声造影检查。医师已针对患者病情，向患者详细介绍了该检查的适应证、禁忌症及注意事项（见背页），并说明该检查的必要性及优缺点。由于病情及个体差异，在现有医学科学技术的条件下，实施该检查可能出现无法预料或者不能防范的医疗风险和不良后果。医师已充分向患者（患者近亲属或代理人）交代，在检查前再次告知检查中和检查后极少数患者可能出现的情况：

1. 咳嗽、胸痛或呼吸困难等呼吸系统症状；

2. 头晕、头痛、眼花或四肢麻木等神经系统症状；

3. 恶心、味觉异常、潮红等不适；

4. 造影剂过敏，严重者可能导致过敏性休克，甚至死亡；

5. 经过本次检查仍然不能明确诊断；

6. 其他意外情况。

特殊风险或主要高危因素

　　我理解根据我个人的病情，我可能出现以下特殊并发症或风险：____

_____

_____

_____

若发生所述情况，医务人员将按医疗原则予以积极抢救。

(反面)

患者知情选择

★医务人员已告知我将要进行的检查方式，以及该项检查及检查后可能发生的并发症和风险、可能存在的其他检查方法，并且解答了我关于该项检查的相关问题。

★我同意检查中医生可以根据我的病情对预定的检查方式作出调整。

★我理解我的检查需要多位医生的共同进行。

★我并未得到检查百分百成功的许诺。

★一旦发生上述风险，我授权医生根据情况决定抢救诊疗方案，并同意支付所发生的诊疗抢救费用。

患者签名_____　　　　签名日期_____年____月____日

如果患者无法或不宜签署该知情同意书，请其授权的代理人或亲属在此签名

授权的代理人或亲属签名_____　　　与患者关系_____

签名日期_____年____月____日　　　　联系电话：_____

医务人员陈述

我已经告知患者将要进行的检查方式，以及该检查中及检查后可能发生的并发症和风险、可能存在的其他检查方法，并且解答了患者关于该检查的相关问题。

医务人员签名_____　　　　签名日期____年____月____日

附录五　右心声学造影检查知情同意书

患者姓名_____　性别_____　年龄_____

住院号_____　申请科室_____

当前诊断_____

现将心脏超声造影检查的相关内容告知患者及其家属，建议认真阅读后作出是否接受检查的决定。

★检查方法

在常规超声心动图检查的基础上，经外周静脉注入超声造影剂，以显示心腔或心肌内的血流状态，从而达到检查目的。

★适应证：

1. 卵圆孔未闭；

2. 肺动静脉瘘；

3. 永存左上腔静脉；

4. 先天性心脏病左向右分流合并重度肺高压；

5. 肥胖、肺气肿或胸部畸形等心内膜边缘显示不清者；

6. 心尖肥厚型心肌病；

7. 左心腔占位病变；

8. 心肌致密化；

9. 心肌梗塞并发症；

10. 冠心病；

11. 在其他心脏疾病中的应用。

★相对禁忌症：

◆右心超声造影：重症紫绀、重度肺动脉高压、有栓塞病史、重度肺气肿、严重肺纤维化、呼吸功能不全、严重心功能不全、不稳定心绞痛、急性心肌梗死、重症贫血、酸中毒、尿毒症等。

◆左心腔及心肌超声造影：重症紫绀、重度肺动脉高压、有栓塞病史、严重心功能不全、不稳定心绞痛、急性心肌梗死、严重心律失常患者、严重肝、肾功能不全、妊娠和哺乳期妇女等。

★温馨提示：

◆检查完成后，患者需观察30min，如无任何不适，方可离开。

◆患者若感紧张或焦虑，可由家属陪同。

签字人：　　　　　　　　与患者的关系：

联系电话：　　　　　　　联系地址：

签字日期：　　年　　月　　日

附录六 超声诊断设备故障及维修情况登记表

超声诊断设备故障及维修情况登记表

医院名称： 设备所属科室：

时间 (年、月、日)	仪器类型 (黑白、彩超、便携式)	仪器型号	购置时间	故障类型及原因	维修情况	维修后使用效果	记录人

注："设备故障及维修情况"根据科室设备实际使用及维修情况登记。

附录七　超声诊断设备性能临床评估

超声诊断设备性能临床评估

1. 性能可靠期

（1）键盘功能齐全，能测距离、时间及速度。

（2）探头晶片导管不断。

（3）声像图发射聚集调节、DGC调节、总增益调节、深度调节等均起应有作用。

（4）图像均匀；图像稳定，无分节、缺条、闪动。中等身材无胸肺疾病者左室心内膜能清晰显示（心超仪）。

（5）探头灵敏度正常：3～4MHz腹部超声在多数中等身材（非脂肪肝）病员中肝脏底面（深部背面）清晰，横膈间两层可作分离者。

（6）腹部彩色多普勒超声仪：在显示彩色时，二维超声图回声不变粗；低流速显示达到规定灵敏度指标（至少5mm/s）；彩色流道无显著溢出。

心脏彩色多普勒超声仪：中等身材无胸肺疾病者心脏各瓣膜口部位血流信号显示良好，心腔内彩色充盈完整。

（7）多普勒流速曲线测低速血流时达到规定灵敏度。心脏彩色多普勒超声仪：多普勒曲线包络线清楚，最大流速测值7.2m/s以上。

（8）计量局检测指标合格。

2. 性能下降、不稳定期

（1）键盘功能1～2处受损，或经常在该键盘操作时表现不稳定，但仍能测距离、时间及速度者。

（2）探头晶片断裂1～2处，2处断裂者为远隔排列。

（3）声像图常规调节系统中出现1项故障者。

（4）图像均匀度或稳定度条目中出现1项问题者。

（5）彩超性能中出现1种不符合标准者。

（6）腹部彩色多普勒超声仪中流速曲线其低流速灵敏度下降，测不出肝右动脉、肾叶间动脉内血流者，测不出孕28周以上的胎儿大脑动脉或肾动脉者（产科），以及测不出子宫肌层动脉者（妇科）；心脏彩色多普勒超声仪中虽见多普勒曲线，但噪音信号大，包络线模糊者，测到高流速范围在±3m/s至±7m/s间者。

（7）计量局检测指标可能合格或者不合格。

*注：通常在仪器使用3～5年间。

3.易发故障、衰变期

（1）键盘功能2～3处受损；不能测量距离、时间及速度中之一或较常出现"死机"者。

（2）探头晶片断裂2处以上，或移动电缆时呈现大批触点断通火花者。

（3）图像均匀度及稳定度中出现2项问题者。

（4）声像图常规调节系统中出现有2项故障者，或虽1项故障但不能修复者。

（5）探头灵敏度明显下降：3～4MHz腹部超声在多数中等身材（非脂肪肝）病员中肝脏底面（深部背面）模糊者。

（6）分辨率明显下降：3～4MHz腹部超声在多数正常肝中其肝实质回声侧向分辨率>1.5mm者。

（7）腹部彩色多普勒超声仪中出现2条不符合标准者：正常人不能显示肠系膜上动脉或肾叶间动脉内彩色流道（血流）者，不能显示孕28周以上的胎儿脐动脉（血流）者（产科）及不能显示子宫动脉升支（血流）者（妇科）；心脏彩色多普勒超声仪中各心瓣膜口部位血流稀少，心腔内彩色血流信号充盈稀少者。

（8）腹部彩色多普勒超声仪中出现以下情况者：正常人不能显示肠系膜上动脉或肾叶间动脉内流速曲线者，不能显示孕28周以上胎儿脐动脉内流速曲线者（产科）及不能是示子宫动脉升支内流速曲线者（妇科）；心脏彩色多普勒超声仪中仅隐约显示多普勒曲线，且最高流速只能测到±3m/s以下者。

（9）计量局检测结论为不合格者。

*注：通常在仪器使用5～7年以上者。

4. 损坏期

（1）键盘功能多处受损，不能测量距离、时间、速度三者之二，或经常出现"死机"者。

（2）探头晶片断裂4处以上，或在操作时经常图形隐灭，而需另一手抓至电缆某处使两端对合接触者。

（3）图像均匀度及稳定度中有2项以上问题者。

（4）声像图常规调节系统中有2项以上故障且不能修复者。

（5）探头灵敏度明显下降：3～4MHz腹部超声在瘦小身材（非脂肪肝）病员中探测不到肝脏底面者。

（6）分辨率明显下降：3～4MHz腹部超声在多数正常肝中其肝实质回声侧向分辨率>2.0mm者。

（7）腹部彩色多普勒超声仪中出现2条以上不符合标准者：正常人不能显示肠系膜上动脉或肾叶间动脉内彩色流道（血流）者，不能显示孕28周以上的胎儿脐动脉血流（产科）及不能显示子宫内动脉升支血流者（妇科）；心脏彩色多普勒超声仪中各心膜口部位偶见彩色血流，心腔内仅见隐约彩色血流者。

（8）腹部彩色多普勒超声仪中出现以下情况者：正常人不能

显示肠系膜上动脉或肾叶间动脉内流速曲线者，不能显示孕28周以上胎儿脐动脉内流速曲线者（产科）及不能显示子宫动脉升支内流速曲线者（妇科）；心脏彩色多普勒超声仪中不能（或甚难）显示多普勒曲线。

（9）计量局测试结论为不合格者。

***注**：通常在仪器使用7～10年以上者。

**本标准仅适用于评估超声设备的修理、降级或建议报废之用。

附录八 超声医学质量控制评分表

超声医学质量控制评分表

医院名称：　　　医院等级：　　　评分时间：　　　评分专家：

评估内容	评分标准	分值	评分
人员资质（15分）	有学术带头人、副主任医师以上职称者 （二、三级医院） （查看证书）	3分	
	医师梯队：1：2：3：4（正高：副高：主治：医师） （二、三级医院） （查看证书）	3分	
	医师均持有执业证书 （查看证书）	5分	
	科室有分诊预约，每台设备人员配置合理，每台每天工作量符合质控要求	4分	
仪器设备（20分）	有仪器设备使用、管理制度及操作规程的纸质文件 （查看文件）	3分	
	有仪器档案资料（说明书、故障及维修单），并由专人负责保存完整记录 （查看记录）	2分	
	设备性能符合诊断要求 （现场开机观察）	3分	
	设备发生故障或性能下降能及时修复 （查看记录）	3分	
	按时向医院设备管理部门和当地质控中心如实填报设备性能情况 （查看记录）	3分	
	仪器操作流程规范 （现场确认）	3分	
	仪器调节规范 （现场确认）	3分	

评估内容	评分标准		分值	评分
超声检查（30分）	检查前准备（现场确认）		4分	
	超声操作符合质控中心制定的操作规范（现场确认）		8分	
	超声报告单书写、签发、复核规范化（现场检查）		8分	
	危急值报告制度与工作流程（现场检查）		5分	
	图像资料记录与保存符合质控要求（现场检查）		5分	
规章制度（25分）	病例讨论会诊制度	按质控要求进行,有完整记录（现场检查）	2分	
	科室学习制度	设有学习记录本并详细记录（现场检查）	2分	
		定期开展业务、法律法规及其他学习（现场检查）	1分	
	病例随访制度	有随访制度并定期随访（现场检查）	1分	
		随访结果有书面记录（现场检查）	1分	
		随访结果在科室内反馈及讨论（现场检查）	1分	
	介入性超声术前告知制度		2分	
	留观及抢救制度	有科室紧急情况抢救预案（现场确认）	1分	
		备有相关抢救药品及医疗器械（现场确认）	2分	
		定期培训有关抢救知识（现场检查）	1分	

评估内容		评分标准	分值	评分
规章制度（25分）	科室岗位职责制度	按质控要求分工明确、各负其责（现场检查）	2分	
	量化考核制度	科室人员管理档案完善（现场检查）	2分	
		根据考核记录进行年终考评及奖惩（现场检查）	1分	
	事故登记制度	设有差错事故登记本（现场检查）	1分	
		事故发生后及时上报并积极采取补救措施（现场检查）	2分	
	质量控制自查制度	由专人负责或科主任兼管质量控制工作	1分	
		科室定期自行检查并及时反馈（现场检查）	2分	
检查场所（10分）		科室布局和诊断室内设置合理，达到质控要求	5分	
		探头消毒合格	5分	
		物体表面(检查设备、办公用品、检查床等)摆放整洁、消毒合格	5分	
		检查场地（空气、地面、公共候诊区等）消毒合格	5分	
合计			110分	
科研加分（10分）		新技术的开展和应用推广(3分)、继教项目(1分)、学会任职(2分)、编写教材著作(2分)、论文科研成果(2分)	10分	

注：①有非法胎儿性别鉴定行为者评为不合格（即：一票否决）。总分110分，科研加分10分，合计120分。

②三级医院总分80分为合格，二级医院总分70分为合格。

附录九 《四川省超声医学质量控制中心指标（2021年版）》

一、管理指标

1. 超声科医患比

指标解释：超声科实际参与临床工作医师总人数与同期超声科完成超声检查报告总数量的比值。

计算公式：

$$超声科医患比 = \frac{超声科实际参与临床工作医师总人数}{同期超声科完成超声检查报告总数}$$

意义：反映该医疗机构主检医师承担的工作量和医师负荷量，是反映超声报告质量的结构性指标，间接反映超声检查结果的可信性，同时也是确保超声检查质量和评价工作人员合理发挥有效价值的重要指标。

备注：特殊检查工作量计算按科室制度比例增加，如胎儿系统检查1项=常规超声检查8项。

2. 超声检查设备完好运行率

指标解释：超声检查设备完好运行台数与总检测设备数的比值。

计算公式：

$$超声检查设备完好运行率 = \frac{超声检查设备完好运行台数}{总检测设备数} \times 100\%$$

意义：反映设备能否按质量完成必检项目，是确保超声检查质量的重要指标。

3. 超声仪器质检率

定义：单位时间内，完成并通过质检的超声仪器数，占同期超声科超声仪器总数的比例。

计算公式：

$$超声仪器质检率 = \frac{完成并通过质检的超声仪器数}{同期超声科超声仪器总数} \times 100\%$$

意义： 是反映超声仪器质量安全的重要指标。

说明： 每年由专业的计量检测机构对超声仪器进行质检。

4. 检查设备合格量与同期上岗人员医师总人数比率

指标解释： 超声检查设备完好运行台数与同期上岗人员医师总人数的比值。

计算公式：

$$检查设备合格量与上岗人员医师比率 = \frac{超声检查设备完好运行台数}{同期上岗人员医师总人数} \times 100\%$$

意义： 反映设备人员配比情况，是评价人员、设备合理发挥有效价值的重要指标；反映科室管理人员水平、设备利用率，同时也是确保超声检查质量的重要指标。

5. 平均日检查人次

指标解释： 年超声检查报告总数量与同期工作日数。

计算公式：

$$平均日检查人次 = \frac{年超声检查报告总数量}{同期工作日数}$$

$$平均每日门诊超声检查人次 = \frac{年门诊超声检查报告总数}{同期工作日数}$$

$$平均每日住院超声检查人次 = \frac{年住院超声检查报告总数}{同期工作日数}$$

$$平均每日体检超声检查人次 = \frac{年体检超声检查报告总数}{同期工作日数}$$

$$平均每日急诊超声检查人次 = \frac{年急诊超声检查报告总数}{同期工作日数}$$

意义：反映该医疗机构主检医师承担的工作量和医师负荷量，是反映超声报告质量的结构性指标；间接反映超声检查结果的可信性，同时也是确保超声检查质量和评价工作人员合理发挥有效价值的重要指标。

备注：特殊检查工作量计算按科室制度比例增加，如胎儿系统检查1项=常规超声检查8项。

6. 住院超声检查次日内完成率

定义：单位时间内，临床开具住院超声申请48h内完成检查的超声报告数，占临床开具住院超声检查申请单总数的比例。

计算公式：

$$住院超声检查次日内完成率 = \frac{临床开具住院超声申请48h内完成检查的超声报告数}{临床开具住院超声检查申请单总数} \times 100\%$$

意义：在一定的时间内出具诊断性超声结果报告，以满足患者和临床医师的需要。

说明：在国家法定工作日数内计算。

二、质量指标

1. 超声报告阳性检出率

指标解释：接收超声检查结果为阳性的例数与同期接收超声检查的检查报告总数（300份，其中门诊、急诊、住院各100份，份额不足时可相互补充，低于300例，按抽查时限1年内如不满300例，按实际例数计算）。

计算公式：

$$超声报告阳性检出率 = \frac{接收超声检查结果为阳性的例数}{同期接收超声检查的检查报告总数} \times 100\%$$

意义：是反映该医疗机构超声检查质量及检查能力的重要结果性指标之一；临床医师适应症的把握。

2. 超声主要诊断检查结果符合率

指标解释：接收超声检查的结果主要诊断与手术、病理或其他影像学检查符合的例数与可随访到手术、病理或其他影像学检查结果的超声检查总例数（抽查例数大于等于同期在岗医师总人数的20倍）。

计算公式：

$$超声主要诊断检查结果符合率 = \frac{抽查超声检查的主要诊断结果与手术、病理或其他影像学检查符合的例数}{抽查可随访到手术、病理或其他影像学检查结果的超声检查总例数} \times 100\%$$

意义：是反映该医疗机构超声检查质量及检查能力的重要结果性指标之一；正确诊断的能力。

3. 超声检查图像保存达标率

指标解释：超声检查图像保存合格例数与总检测到超声报告例数（抽查例数大于等于同期在岗医师总人数的20倍），包含基本测值的标准切面和反应疾病问题的主要切面，对于图像质量不能满足采集要求的要注明。

计算公式：

$$超声检查图像保存达标率 = \frac{超声检查图像保存合格例数}{总检测到超声报告例数} \times 100\%$$

意义：是反映该医疗机构超声检查质量及检查能力的重要结果性指标之一，也是规范化检查能力和检查结果的重要依据。

4. 乳腺占位性病变超声报告BI-RADS分级率

定义：单位时间内，进行BI-RADS分级的乳腺占位性病变超声报告数，占同期乳腺占位性病变超声报告的总数的比例。

计算公式：

$$乳腺占位性病变超声报告BI\text{-}RADS分级率 = \frac{进行BI\text{-}RADS分级的乳腺占位性病变超声报告数}{同期乳腺占位性病变超声报告的总数} \times 100\%$$

意义：反映乳腺超声报告BI-RADS的使用情况，是乳腺超声诊断规范性的重要指标。

5. 胎儿重大致死性畸形超声检出率

定义：单位时间内，超声检出胎儿重大致死性畸形的孕妇人数，占同期超声产检的孕妇总人数的比例。

计算公式：

$$胎儿重大致死性畸形超声检出率 = \frac{超声检出胎儿重大致死性畸形的孕妇人数}{同期超声产检的孕妇总人数} \times 100\%$$

意义：反映胎儿重大致死性出现缺陷超声检出情况。

说明：

①胎儿重大致死性畸形包括无脑儿、严重脑膨出、严重的开放性脊柱裂、严重的胸腹壁缺损内脏外翻、单腔心、致死性软骨发育不全。

②该指标的统计按人数计算，同期一名孕妇行多次超声检查，按1人次计算。

③本指标仅适用于提供产检服务的医疗机构。

6. 乳腺癌超声诊断准确性

定义：单位时间内，乳腺超声诊断真阳性例数与超声诊断真阴性例数，占同期乳腺超声诊断总例数的比例。

计算公式：

$$乳腺癌超声诊断准确性 = \frac{乳腺超声诊断真阳性例数 + 超声诊断真阴性例数}{同期乳腺超声诊断总例数} \times 100\%$$

意义：是衡量超声医师乳腺癌诊断水平的主要指标。

说明：

①纳入同期进行乳腺超声检查并通过穿刺或切除活检获得明

确病理诊断结果的病例；排除超声无法定性或未定性的病例；排除无病理诊断或病理诊断不明确的病例。

②以最终病理诊断为参考标准。

7. 甲状腺癌超声诊断准确性

定义：单位时间内，甲状腺超声诊断真阳性例数与超声诊断真阴性例数，占同期甲状腺超声诊断总例数的比例。

计算公式：

$$甲状腺癌超声诊断准确性 = \frac{超声诊断真阳性例数 + 超声诊断真阴性例数}{同期甲状腺超声诊断总例数} \times 100\%$$

意义：是衡量超声医师甲状腺癌诊断水平的主要指标。

说明：

①纳入同期进行甲状腺超声检查并通过穿刺或切除活检获得明确病理诊断结果的病例；排除超声无法定性或未定性的病例；排除无病理诊断或病理诊断不明确的病例。

②以最终病理诊断为参考标准。

8. 超声介入相关主要并发症发生率

定义：单位时间内，超声介入相关主要并发症发生的例数，占同期超声介入总例数的比例。

计算公式：

$$超声介入相关主要并发症总发生率 = \frac{超声介入相关主要并发症发生的总例数}{同期超声介入总例数} \times 100\%$$

$$出血发生率 = \frac{出血发生的例数}{同期超声介入总例数} \times 100\%$$

$$感染发生率 = \frac{感染发生的例数}{同期超声介入总例数} \times 100\%$$

$$临近脏器损伤发生率 = \frac{临近脏器损伤发生的例数}{同期超声介入总例数} \times 100\%$$

$$神经损伤发生率 = \frac{神经损伤发生的例数}{同期超声介入总例数} \times 100\%$$

$$针道种植发生率 = \frac{针道种植发生的例数}{同期超声介入总例数} \times 100\%$$

意义：是衡量医疗机构开展超声介入安全性的指标，加强医师对潜在并发症认识及提供有效的防治措施。

说明：

①纳入统计的超声介入包括穿刺活检、抽吸、引流、插管、注药治疗、消融等超声引导下的穿刺与治疗。

②主要并发症包括：出血、感染、临近脏器损伤、神经损伤、针道种植等。

三、服务指标

1. 超声科年合理投诉率

指标解释：超声科接到年投诉人次数与超声科年接诊人次总数的比值。

计算公式：

$$超声科年合理投诉率 = \frac{超声科接到年投诉人次数}{超声科年接诊人次总数} \times 100\%$$

意义：是衡量医疗机构超声检查服务质量的重要指标之一。

2. 超声检查平均预约时间

指标解释：超声科接到检查申请到检查实施的时间段，以天为单位，当天完成为0，第二天为1，以此类推。

意义：是衡量医疗机构超声检查即时性的重要指标。

四、医疗安全指标

1. 危急值报告记录完整、处理合理率

指标解释：危急值报告记录完整、处理合理总人次与一年内符合危急值报告总人次的比值。

计算公式：

危急值报告记录完整、处理合理率 =

$$\frac{一年内危急值报告记录完整、处理合理总人次}{一年内符合危急值报告总人次}$$

意义：是衡量医疗机构医疗安全的重要评价指标。

2. 超声危急值通报率

定义：单位时间内，已通报的超声危急值例数，占同期需要通报的超声危急值总例数的比例。

计算公式：

$$超声危急值通报率 = \frac{已通报的超声危急值例数}{同期需要通报的超声危急值总例数} \times 100\%$$

意义：反映危急值通报情况，是超声检查过程中的重要质量指标。

说明：

（1）危急值指当出现某种结果时，患者有可能正处于危险的临界状态，如此时临床医师能准确获知信息并快速为患者进行有效干预或治疗，就有可能使患者生命得到挽救，否则会因错过宝贵治疗时机而危及患者生命安全。超声检查发现危急值，需通知临床医师，并记录相关情况。

（2）超声检查危急值包含但不限于：①外伤见腹腔积液，疑似肝脏、脾、肾等内脏器官破裂出血的危重患者；②急性胆囊炎考虑胆囊化脓并急性穿孔；③考虑急性坏死性胰腺炎；④怀疑宫外孕破裂并腹腔内出血；⑤晚期妊娠出现羊水过少并胎儿心率过快（>160/min）或过慢（<110次/min）；⑥子宫破裂；⑦胎盘早剥、前置胎盘并活动性出血；⑧心脏普大合并急性心衰；⑨首次发现心功能减退（LVEF<45%）；⑩大量心包积液合并心

包填塞；⑪主动脉夹层动脉瘤；⑫心脏破裂；⑬室间隔穿孔；⑭心脏游离血栓；⑮急性上下肢动脉栓塞；⑯瓣膜换瓣后卡瓣。

3.有创检查设备（包括腔内探头）消毒合格率

指标解释：一年内有创检查设备消毒合格与有创检查总人次的比例。

计算公式：

有创检查设备（包括腔内探头）消毒合格率=

$$\frac{一年内有创检查设备消毒合格}{一年内有创检查总人次} \times 100\%$$

意义：是衡量医疗机构医疗安全的重要评价指标，与院内感染发生率相关。

备注：有完整的消毒记录。

附录十 《四川省医院等级评审与复查日常监管考核暂行办法》

四川省医院等级评审与复查日常监管考核暂行办法

第一章 总 则

第一条 为加强对医院的宏观管理和分类指导,进一步推动医院评审工作深入实践,按照国家卫生和计划生育委员会《医院评审暂行办法》关于不定期重点检查的要求,依据《医疗机构管理条例》、《医疗机构校验管理办法》、《四川省医疗机构不良执业行为记分管理办法》等相关规定,制订本暂行办法(以下简称本办法)。

第二条 本办法适用于四川省范围内申报等级评审或复查的医院(不含军队、武警部队医院和中医、中西医结合医院以及民族医医院,下同)。考核内容包括医院执业行为、医院改革与发展、医疗质量监督管理、行政管理四部分,每部分所占分值分别为300分、300分、200分、200分。考核根据卫生行政部门对医院日常监督管理情况进行加分或扣分,其中,加分合计不得超过50分。扣分项每部分所扣分值不得超过该部分总分,医院凡有100分分值扣分项一项或50分分值扣分项三项者,直接判定为日常监管不合格。医院日常监管考核总分为1000分。

医院日常监管考核总分扣除所有减分,加上所有加分,即为医院日常监管考核得分。

第三条 医院的日常监管工作按照属地分级负责的原则由各级卫生行政部门负责,各级卫生行政部门的日常监管情况将综合纳入医院评审和复查内容。

二级乙等及二级乙等以下医院等级评审与复查日常监管办法由各市州卫生局制定，报省卫生厅备案后实施。

第二章 医院执业行为

第四条 医院有以下行为者，每项扣100分。

（一）伪造、涂改、出卖、转让、出借《医疗机构执业许可证》的。

（二）《医疗机构执业许可证》、《母婴保健技术服务执业许可证》、《放射诊疗许可证》未定期校验的。

（三）遗弃患者，或因收费等原因延误急危重患者治疗造成严重后果的。

（四）未经变更登记，医院擅自改变名称、主要负责人、诊疗科目、类别、经营性质、服务方式或执业地点的。

（五）医院超出核准登记的诊疗科目（许可项目）范围开展诊疗活动的。

（六）未经批准开展非医学需要的胎儿性别鉴定及选择性别的人工终止妊娠手术的。

第五条 医院有以下行为者，每项扣50分。

（一）疏于管理，致使麻醉、精神药品流失，造成不良后果的。

（二）违反医院消毒、感染管理有关规定，造成严重的医院内感染性疾病暴发、传播的。

（三）未经卫生行政部门批准，擅自开展需经审批的有关医疗技术的。

（四）未取得《医疗机构制剂许可证》，擅自配制和使用医疗治疗用制剂的。

（五）使用未经国家有关部门批准的药品、医疗器械、消毒剂、消毒器械、一次性使用医疗用品或者使用假劣药品、过期、失效药品及违禁药品、消毒剂的。

（六）未取得《医疗广告审查证明》发布医疗广告的，或《医疗广告审查证明》超出有效期，发布医疗广告的。

（七）发布虚假、违规医疗广告，或者发布医疗广告的内容与卫生行政部门核发的《医疗机构执业许可证》内容不一致的。

（八）未经许可，医院及其注册医师在我省医师多点执业试点地区范围外擅自开展医师多点执业的。

（九）医院使用非卫生技术人员从事医疗卫生技术工作的。

（十）医院未设立临床用血管理委员会，或未建立岗位责任制，制定相关规章制度、技术操作规程和质量管理体系的。

（十一）医院未使用卫生行政部门指定血站提供的血液的。

（十二）医院将用血量和经济收入作为工作考核指标的。

第六条 医院有以下行为者，每项扣30分。

（一）暂缓校验期内，医院发布医疗服务信息和广告或开展门诊业务，收治新病人（急救除外）的。

（二）违反规定购买、保管、使用、销毁毒麻和精神类药品的。

（三）违反《侵权责任法》涂改、伪造、隐匿、销毁病历资料的。

（四）开展诊疗活动中使用的医疗文书为非本医院标识的。

（五）违法买卖、出借或转让标有本医院标识的票据、病历、处方笺以及各种检查的报告单、医学证明等文书及药品分装袋、制剂标签等行为的。

（六）出具虚假证明文件或出具虚假医学检查报告的。

（七）医疗废弃物未按照规定进行分类收集、存放、运输、交接及无害化处理，或医院对污水未按规定处理直接排放的。

（八）擅自提高服务收费价格、分解收费、重复收费的。

（九）雇佣"医托"的。

（十）未拟定临床用血计划或者一年内未对计划实施情况进

行评估和考核的。

（十一）科研用血未经过省级卫生行政部门核准的。

（十二）对血液预定、接收、运送、入库、储存、出库，以及库存预警等未进行有效管理的。

（十三）未指定人员负责血液的收领、发放工作，或未在血液发放和输血时进行核对，未严格执行临床输血技术规范，发生临床用血不良事件的。

（十四）未建立并严格执行临床用血申请管理制度和临床用血评价及公示制度的。

（十五）未按照相关要求在输血前履行知情告知义务签署知情同意书，或未建立并严格执行临床用血医学文书管理制度的。

（十六）未将临床用血相关知识培训纳入继续教育内容，或新上岗医务人员未接受岗前临床用血和无偿献血相关知识培训及考核的。

（十七）发生临床用血不良事件后，未按相关规定进行报告，或针对临床用血不良事件未进行分析，并提出处理和改进措施的。

（十八）未对放射诊疗工作场所、放射性同位素储存场所和防护设施进行放射防护检测或未定期进行放射诊疗设备及其相关设备稳定性检测、校正和维护保养的。

（十九）未组织放射诊疗工作人员接受专业技术、放射防护知识及有关规定的培训和健康检查或未按照规定使用安全防护装置和个人防护用品的。

第七条 医院有以下行为者，每项扣10分。

（一）使用的大型医疗设备及工作人员无《大型医用设备上岗合格证》等资质的。

（二）对医师外出会诊疏于管理的。

（三）未按规定对医院相关信息、诊疗科目、诊疗时间、医疗服务价格、收费情况等进行公开,或者医院未规定和执行医务人员佩戴胸卡上岗的。

第三章　医院改革与发展

第八条　医院有以下行为者,每项扣50分。

(一)未开展优质护理服务的。

(二)未按照国家、省、市的公立医院改革试点有关工作安排(包括取消药品加成),开展公立医院改革试点工作的。

(三)因医院改革与发展有关信息报送失误,造成严重后果或不良影响的。

(四)未按相关规定要求完成各类项目建设工作,或擅自变更项目资金用途、方式的。

(五)按照对口支援相关文件要求,支援医院与受援医院未按对口支援方案相关要求签订支援协议,或签订协议后未报卫生行政部门备案的,支援、受援双方各扣50分。

(六)支援医院未按照对口支援方案规定的医务人员数量、职称和时间派驻医务人员的,支援医院扣50分。

(七)因受援医院原因使援助工作流于形式的,受援医院扣50分。

(八)承担我省县级医院骨干医师培训任务的医院未经卫生行政主管部门许可,未按相关规定要求的培训时间、培训对象、培训内容等接受或者派出骨干医师的。

第九条　医院有以下行为者,每项扣30分。

(一)三级医院和县(市、区)人民医院未开展双休日门诊和节假日门诊的。

(二)二级甲等医院优质护理服务病房覆盖率未达到60%;三级医院优质护理服务病房覆盖率未达到75%;三级甲等医院优

质护理服务病房覆盖率未达到90%的。

（三）二级以上医院未与辖区内5所以上基层医疗卫生机构签订双向转诊协议，以及明确转诊流程和双方责任义务的。

（四）开展双向转诊的上级医院，未定期选派中级以上职称医师到其签约的基层医院开展诊疗活动，或适时组织会诊、查房等活动的。

（五）开展双向转诊的医院未按相关要求报送双向转诊信息月报表的。

（六）护士配置未达到《四川省卫生厅关于实施医疗机构护士岗位管理的通知》要求的。

第十条 医院有以下行为者，每项扣20分。

（一）未按要求开展医院间检验、检查结果互认的。

（二）未开展医疗服务和行业作风建设问题自查自纠的，对职工和患者的意见和建议不重视、不回应的。

（三）医院未按照创建平安医院要求和《四川省卫生厅关于进一步做好医疗机构安全生产工作的通知》精神开展相应工作的。

（四）综合医院对中医药工作无相应扶持政策，或未设立中医科（或民族医）的。

（五）公立医院改革试点指标未达到省医改工作阶段目标的。

（六）未按时报送公立医院改革有关信息（包括取消药品加成信息报送），或有迟报、漏报、谎报的。

（七）承担对口支援任务的医院下派的医务人员未经卫生行政主管部门许可擅自脱岗，支援、受援双方隐瞒、谎报的，支援、受援双方各扣20分。

（八）未按相关规定上报对口支援信息的。

（九）受援单位未定期组织支援医务人员和当地医务人员开

展巡回医疗和流动医疗工作的。

第四章 医疗质量监督管理

第十一条 医院有以下行为者，每项扣50分。

（一）发生重大安全生产责任事故的。

（二）由于医疗质量、医疗行为、医疗服务等方面的过错、过失引发医疗纠纷，且处置不力或未依法依规处置，造成严重社会群体性事件或恶劣社会影响的。

（三）发生一级医疗事故，医院负完全或主要责任的。

（四）未按相关要求设立抗菌药物管理工作机构，以及建立抗菌药物管理工作制度的。

（五）未按照《医疗质量安全事件报告暂行规定》的规定，向核发其《医疗机构执业许可证》的卫生行政部门报告医疗质量安全事件的。

第十二条 医院有以下行为者，每项扣30分。

（一）发生一级医疗事故，医院负次要责任或发生二级医疗事故，医院负完全或主要责任的。

（二）连续发生同类医疗事故，不采取有效防范措施的。

（三）连续发生同类原因不明患者死亡事件，同时，存在管理不善因素的。

（四）管理混乱，有严重事故隐患的。

（五）未设立医患关系办公室或指定部门统一承担医院投诉管理工作的。

（六）每年不足三个不同专业开展质控工作，或一个评审周期内有一个及以上专业未开展质控工作的（相关专业无市级质控中心的，可依托省级质控中心开展质控工作。若尚未建立省级质控中心的，暂不做要求。）

第十三条 医院有以下行为者，每项扣20分。

（一）医院无专职部门或人员负责医疗质量安全事件信息报告工作的。

（二）未开展医疗争议舆情监测或不配合卫生行政部门舆情监测工作的。

（三）对医疗质量安全事件应对不积极或因处理不正确造成严重影响的。

（四）实验室及其从事实验活动的管理不符合《医疗机构临床实验室管理办法》和《病原微生物实验室生物安全管理条例》规定的，违规开展工作，造成不良后果的。

（五）二级及以上医院开展的检验项目未按要求全面参加国家或省临床检验质控中心组织的室间质评活动的；或参加室间质评不合格且未查找原因、及时整改的；或被暂停检测工作且未经省临床检验质控中心审查合格，即恢复检测工作的。

第十四条 医院发生二级医疗事故，医院负次要责任或发生三级医疗事故，医院负完全或主要责任的，扣10分。

第五章 行政管理

第十五条 医院有以下行为者，每项扣100分。

（一）发生重大自然灾害、突发重大伤亡事故、传染病流行或者其他严重威胁人民生命健康的紧急情况时，不服从卫生行政部门调遣的。

（二）抗拒卫生行政执法监督或者拒不改正违法违规行为的。

（三）发生重大安全生产责任事故，隐瞒、谎报、缓报、漏报的。

（四）发生突发公共卫生事件（含放射事件、院感事件、传染病疫情等），未按有关法律法规及时采取有效控制措施，隐瞒、缓报、谎报、漏报造成严重不良影响的。

第十六条　医院有以下行为者，每项扣50分。

（一）未开展廉洁自律工作或未制定反对商业贿赂和杜绝医生索要红包的工作制度的。

（二）有违规违纪行为，并造成不良社会影响的。

（三）对卫生执法监督部门反馈的不良执业行为记录，未进行整改落实的。

（四）无群众满意度评议制度的。

第十七条　医院有以下行为者，每项扣30分。

（一）未按照规定向卫生行政部门报告医疗事故或重大医疗过失行为的。

（二）不配合卫生行政部门接待和处理投诉、信访等工作的。

（三）未按要求建立卫生监督执法日常监督专项档案的。

（四）非卫生行政部门安排，或未向卫生行政部门申请备案，擅自组织义诊活动的。

（五）未按时或未按相关要求在规定系统报送医院病案首页信息的。

（六）医院群众满意度不定期抽样评议结果未达合格的。

第六章　加分项目

第十八条　医院积极开展以下工作，并取得省级及以上卫生行政部门、政府或主要媒体表彰或正面报道，取得较好社会满意度的，每项加20分。

（一）鼓励医院探索机制体制改革，建立现代医院管理制度，对于建立了理事会等决策监督机构的。

（二）鼓励医院积极探索各项惠民便民措施，对于开展了错峰门诊、日间手术等延伸医疗服务范围和"先诊疗，后结算"等惠民便民措施的。

（三）进口药品、昂贵药品和自费药品的管理取得实效，使用比例呈现持续下降趋势的。

（四）开展了平安医院创建、院务公开、对口支援等工作的。

（五）开展了省级卫生行政部门规定的其他事项的。

第十九条 有效控制不合理医药费用过快增长，门诊费用、住院费用同比增长控制在规定比例内的，加10分。

第二十条 成功申报农村居民重大疾病省级定点救治医院的，加10分；成功申报农村居民重大疾病市（州）级定点救治医院的，加5分。

第七章　考核方式

第二十一条 省级卫生行政部门根据医院上交的日常监管考核材料，综合卫生执法监督检查材料情况、医疗质量控制中心质控情况以及省级卫生行政部门对医院日常监督管理情况，对医院日常监管部分进行考核评定。

第二十二条 医院在现场检查结束之日起10个工作日之内，以书面文件向市州卫生行政部门提交评审周期内的以下材料，市州卫生行政部门审核后，以书面文件报送至省级卫生行政部门。厅直属医院和国家卫生计生委驻川医院直接向省级卫生行政部门报送（加盖公章）。报送材料中如发现弄虚作假的，一经查证属实，按谎报部分最高分数扣减医院日常监管得分，并对相关责任人进行严肃处理。

（一）开展相关业务的，提交相关证件复印件。

1.《医疗机构执业许可证》正本、副本复印件；

2.《母婴保健技术服务执业许可证》复印件；

3.《放射诊疗许可证》复印件；

4.《医疗广告审查证明》复印件；

5.《医疗机构制剂许可证》复印件。

（二）需提交的相关情况说明。

1. 医院改革与发展相关情况：便民、惠民及优质护理工作开展情况（包括在岗护士配置情况）；取消药品加成工作情况，包括取消品规数、取消比例、开展时间等；对口支援工作情况，包括对口支援时间、派驻人员情况等（附对口支援协议复印件）；县级骨干医师培训工作情况；双向转诊协议复印件及双向转诊工作开展情况；平安医院创建工作开展情况；承担省级及以上项目建设工作情况。

2. 医疗质量管理情况：医院发生一级、二级、三级医疗事故数量及承担责任情况；医院拟定的临床用血计划；多点执业医师名单（开展医师多点执业试点医院）。

3. 行政管理部分涉及的相关情况说明。

（三）涉及第六章加分项目的相关证明材料及登记卫生行政部门出具的医疗机构不良执业行为记分情况。

（四）其他相关材料。

第二十三条 本办法自印发之日起施行，由四川省卫生厅负责解释，原《四川省综合医院等级评审与复查日常监管考核办法（试行）》自行作废。

（源自：川卫办发〔2013〕456号，四川省卫生厅关于印发《四川省医院等级评审与复查日常监管考核暂行办法》的通知，有删改。）

附录十一　四川省《2020年医疗管理工作要点》

四川省《2020年医疗管理工作要点》

坚持以习近平新时代中国特色社会主义思想为指导，深入贯彻落实党的十九大和十九届四中全会精神，坚持问题导向，以完善制度建设为主线，以保障医疗质量和改善医疗服务为重点，不断完善医疗治理体系，提升医疗治理能力，推动医疗机构高质量发展，加快健康四川建设。

一、加强公立医院绩效考核，深入推进公立医院综合改革

1. 深化公立医院绩效考核。做好2020年三级公立医院绩效考核工作，完成2019年度三级公立医院绩效考核。印发《四川省二级公立医院绩效考核实施方案》，启动全省二级公立医院绩效考核。抓好绩效考核数据填报、审核和电子病历分级评价评审。印发《四川省三级公立医院绩效考核结果运用意见》，强化绩效考核结果运用，充分发挥"指挥棒"作用，引导公立医院明确功能定位，推动"三转变""三提高"落地落实。

2. 规范医联体建设与管理。落实《四川省城市医疗联合体建设试点城市工作推进方案》，有序推进城市医疗联合体试点工作，鼓励社会办医参与城市医疗联合体建设。强化网格化管理，推进优质医疗资源共享，引导医联体内形成顺畅转诊机制。落实急慢分治，推动防治结合。规范和优化转诊流程，推动分级诊疗落地落实，构建整合型医疗卫生服务体系。

3. 健全现代医院管理制度。指导6家国家级和43家省级建立健全现代医院管理制度试点医院狠抓各项改革发展重点任务落实，充分发挥试点对全局性改革的示范、突破和带动作用，整体推进我省现代医院管理制度建设。进一步扩大医院章程试点范围，全省不低于40%二级及以上公立医院和社会力量举办的非营利性医院完成章程制定工作。

二、持续推进健康扶贫，坚决打赢脱贫攻坚战

4. 持续推进精准脱贫。全面落实定点医疗机构对贫困人口住院医疗费用实行"一站式"即时结算政策和县域内"先诊疗后付费"制度，以及"两保、三救助、三基金"医保扶持政策，确保建档立卡贫困患者县域内住院和慢性病门诊维持治疗医疗费用个人支付占比均控制在10%以内（深度贫困地区控制在5%以内）。完成10135名贫困患者免费白内障复明手术。赴凉山州开展为期3个月驻点督战健康扶贫工作，督促凉山州7个县如期实现脱贫摘帽，全面打赢全省脱贫攻坚战。

5. 持续开展大病专项救治。按照国家要求进一步扩大专项救治病种范围，全面落实"四定两加强"措施，完善大病专项救治能力提升帮扶机制，减轻贫困大病患者经济负担。大力实施强直性脊柱炎健康扶贫工程，对66个国贫县建档立卡贫困人口中罹患强直性脊柱炎，且持久达到使用生物制剂规范治疗标准的患者，开展专项医疗救治。全省大病救治管理率达99%以上，实际报销比达90%以上，大病专项救治总体好转率持续提高。

6. 加快完善疾病应急救助制度。加强与医保、民政、公安、财政等部门沟通衔接，进一步简化疾病应急救助基金的申请、审核、核销等程序，着力解决救治对象身份认定困难、基金支付程序繁琐、经办机构作用发挥不充分、恶意欠费逃费等问题。进一步加大疾病应急救助基金使用宣传，推动贫困人口疾病应急救助基金使用，切实提高基金使用率，基金使用率达全国平均水平以上。

三、构建常态化应急医疗救治体系，全面提升公共卫生医疗水平

7.加快推进健康四川专项行动。推进落实心脑血管疾病防治、癌症防治、慢性呼吸系统疾病防治、糖尿病防治、口腔健康促进等5个专项行动。组织相关领域的专家，开展行动巡讲、专项培训，强化政策解读。督促指导各市州全面落实健康四川行动举措，实时了解全省健康四川行动推进情况，完成健康四川行动实施意见确定的2020年度各项任务指标。

8.全面建立"四早"常态机制。坚持补短板、堵漏洞、强弱项，不断完善应急医疗救治体系，合理布局公共卫生医疗救治中心。健全传染病救治长效机制，全面优化发热门诊设置和管理，全面建立传染病患者预约和"直通车"就诊制度，全面提升传染病专科服务能力，全面固化医疗机构常规诊疗流程再造，强化传染病防治知识全员大培训，推进多部门联合医疗监管，加快提升全省医疗机构传染病防治能力。

9.健全完善医疗服务流程。在二级及以上医院建立院感督导员相关制度，依托省、市、县三级院感质控中心定期开展感染防控培训。将医疗机构门急诊、住院部流程再造制度化，三级医院门诊设置单流向的医护人员、普通病人和发热疑似病人"三通道"，二级医院门诊设置单流向的发热患者、普通患者"双通道"。严格实施三级预检分诊，严格落实住院主管医师首诊负责、住院患者陪护/探视和病区出入管理三项制度。积极开展"互联网+医废监管"，加强医疗机构医疗废物日常监管，推动医废的减量化、资源化、无害化综合治理。

10.精心组织做好新冠患者医疗救治。加强临床检验质量控制中心建设，指导各级医疗机构继续严格落实首诊负责制，加强预检分诊和发热门诊管理，规范发热病例报告、管理和诊断治疗，按照"四集中一远程"救治原则，加强跨区域多学科远程诊治合作，切实做好病情评估和"一人一案"管理和精准治疗，严防境外省外输入性病例。做好无症状感染者和出院复阳病例管理工作，防治二次感染或传染。

11. 统筹推进相关医疗管理工作。支持医疗机构开设戒毒治疗专科或物质依赖门诊，鼓励社会力量参与举办自愿戒毒医疗机构，提升戒毒治疗可及性，完善戒毒康复模式。统筹做好征兵、高考、公务员体检，残疾人康复，防盲治盲，公安干警、军人及退役军人医疗救治等相关工作。组织做好川藏铁路医疗保障相关工作。

四、持续推动高质量发展，构建优质高效医疗服务体系

12. 推动医学中心和区域医疗中心建设。推动签订委省共建合作协议，全力争创综合、创伤、精神、癌症、呼吸、妇产、神经、老年等国家医学中心或国家区域医疗中心。加快省级医学中心和区域医疗中心建设。支持华西医院、华西第二医院开展国家发展改革委牵头的肿瘤、儿科区域医疗中心试点工作。

13. 推动区域协同发展。整合现有医疗资源，打造一批"双城经济圈"医疗中心。依托川渝优质医疗资源，争创口腔、儿童等国家医学中心和创伤、肿瘤等区域医疗中心。在川渝地区医联体内三级公立综合医院开展检查检验结果互认试点。制定川南片区卫生健康服务协同发展工作方案，每季度召开联席会议，指导川南四市深化合作，推进1-2个重点合作项目，健全川南片区协同发展联动机制。推动落实四川五大经济区卫生健康协同发展。

14. 持续提升县级医院服务能力。组织全省县级医院积极参与国家县医院能力提升"千县工程"。持续推进2019年深度贫困县县医院临床专科建设项目，加强45个深贫困县儿科、麻醉、消化等90个核心专科建设，提升县级医院服务能力和水平，确保90%的疾病在县域内诊治。重点提升县医院肿瘤、心脑血管、感染性疾病等诊疗能力，达到县级医院综合服务能力推荐标准的医院数量持续增加。

15.全面推进急诊急救体系建设。推进急救中心（站）建设、急诊急救网络布局、医疗急诊急救体系一体化管理、急救车辆和装备配置等工作。联合西南民航局、省应急厅推动航空医疗救护联合试点工作，推动四川省航空医疗指挥调度中心建设，试点医院航空医疗救护站、西南航空医疗援助中心和"航空生命线"规划。加快全省卒中中心、胸痛中心建设，各市（州）和60%以上的县（市、区）建成至少1个国家脑防委认证的卒中中心；加强基层胸痛中心，以及没有通过认证地区胸痛中心建设，积极推广绵阳胸痛中心"全市模式"。

五、不断提升医疗服务水平，保障医疗质量和安全

16.不断规范医疗服务行为。修制订诊疗指南、技术规范，并组织实施。加强肿瘤、儿童大病等重大疾病诊疗管理，开展康复外科试点。加强监督管理，规范开展人体器官捐献与移植。加强医疗检查和医学检验管理，规范医疗行为。加强医疗机构药事管理，促进合理用药，强化药师队伍建设，完善药学服务规范。指导做好国家药品集中采购中选品种和国家医保谈判准入药品临床使用工作，加强重点药品和医用耗材临床应用管理。加强病案质控，规范病历书写。

17.持续改善医疗服务。持续推进改善医疗服务行动计划，全力推行分时段预约诊疗和集中预约检查检验，推进医疗机构实现临床路径信息化管理。推广多学科诊疗模式和日间医疗服务，加强和完善麻醉医疗服务。做好儿童白血病、血液病、恶性肿瘤等重大疾病的救治和数据上报工作。推进智慧医院建设，加快互联网医院建设，积极开展远程医疗服务。多措并举确保患者、职工"两个满意度"超过全国平均水平。

18. 提高医疗质量和技术水平。创新医院评审方式，发挥评审工作对医疗安全、质量、服务的指挥棒作用，推进医疗服务体系功能建设。强化质控组织体系和标准体系建设，加强质控中心和专家的动态考核。加强国家、省级限制类医疗技术备案管理，编撰2020年度医疗服务与质量报告和不良事件典型案例汇编。

19. 持续提升血液安全供应水平。落实分区分级管理，完善疫情期间血液保障策略和血液预警机制。下发2020年四川省血液管理重点工作任务，全力保障临床用血需求。强化无偿献血宣传，继续开展"6·14""12·14"等主题宣传活动。提供优质献血服务，推进无偿献血者临床用血费用医院直免。做好2018—2019年度四川省全国无偿献血表彰申报。加强血液监督和安全核查，持续提升质量安全水平。继续做好援藏和援湖北调血工作。

六、深化医疗机构和人员管理，优化医疗资源配置

20. 加强医疗机构管理。规范医疗机构设置审批及校验管理，严格医疗机构基本标准，规范医疗机构分类分级及命名，加强分支医疗机构设置管理，完善诊疗科目、执业范围和科室建设。完成《四川省医疗机构管理条例》修订立法调研。

21. 加强执业医师管理。做好2020年医师资格考试工作，继续稳妥推进乡村全科执业助理医师资格考试等医师资格考试改革工作。进一步推进医疗机构、医师、护士电子证照的发放使用，强化医师执业注册制度，继续推进国家级医师实践技能考试基地和省级实践技能考试基地建设。完善医师定期考核制度建设，加强外国医师来华行医管理。

22. 规范护士和医疗护理员管理。印发加强老年护理、规范医疗护理员管理指导性文件，加快推进《四川省医疗护理员服务规范》地方标准立项评审。继续开展"互联网+护理服务"试点工作，充分发挥全省首批护理工作室作用，探索开展上门护理服务。

七、持续加强医疗行风建设，不断和谐医患关系

23. 推进平安医院建设。对各类伤害医务人员人身安全、扰乱医疗秩序等违法犯罪行为"零容忍"，依法严厉查处打击医闹和伤医事件，督促医疗机构加强安保建设和医警联动，提高涉医突发事件应急处理能力。落实《医疗机构投诉管理办法》，加强信访管理，积极配合省医调委做好医疗纠纷处置工作。

24. 大力开展专项行动。聚焦"大处方、泛耗材"、医疗机构内外勾结欺诈骗保等医疗卫生行业突出问题，开展行业领域突出问题系统治理，以重点药品管理和考核、医用高值耗材整治、医疗乱象整治等专项行动为抓手，严厉打击损害人民群众切身利益的违法违规行为，推进全省卫生健康行业扫黑除恶专项斗争向纵深发展，切实维护人民群众健康权益，建立健全医疗机构监管长效机制。

25. 健全作风整治机制。建立行风案件督办机制，建立重大行风案件约谈通报制度，突出预防惩治违规行为，全行业、全方位推进行风建设。加强医德医风建设，做好宣传引导，培树先进典型，强化警示教育。出台《四川省医疗机构巡查工作实施方案（2020—2022年度）》，深入开展大型医院巡查工作，以查促改，推动全省各级医疗机构诊疗、服务能力的整体提升。

附录十二 《四川省卫生厅关于设立四川省超声医学质量控制中心的批复文件》

四川省卫生厅关于同意设立
四川省超声医学质量控制中心的批复

四川省人民医院：

  你院《关于成立四川省超声医学质量控制中心的请示》（省医行〔2013〕31号）收悉。按照《医疗质量控制中心管理办法（试行）》（卫医政发〔2009〕51号）的有关规定，经研究，现就你院申请设立四川省超声医学质量控制中心的有关问题批复如下：

  一、同意设置"四川省超声医学质量控制中心"，并将该医疗质量控制中心挂靠于四川省人民医院。

  二、"四川省超声医学质量控制中心"受省卫生厅委托，负责对全省涉及超声医学相关学科工作的各级各类医疗机构进行全面的质量控制，健全医疗机构相关学科规章制度、工作程序、操作规范、诊疗常规和质量标准。受卫生厅委托检查医疗机构相关专业工作的开展情况，开展培训和技术讲座，进行相关技术的考评和考核，提高全省医疗机构超声医学的诊治水平，确保患者的医疗救治效率和效果。质量控制中心开展的各项授权工作均要经省卫生厅同意后方可开展。

  三、"四川省超声医学质量控制中心"要将日常指导、检查中发现的问题，形成书面报告，及时上报省卫生厅，并在每年年底前将本年度全省超声医学质量控制工作总结上报省卫生厅。

四川省卫生厅
2013年3月25日

附录十三 《四川省省级医疗质量控制中心考核办法(修订版)》

四川省省级医疗质量控制中心考核办法
(修订版)

第一条 为加强四川省省级医疗质量控制中心管理,建立优胜劣汰的工作机制,根据《医疗质量控制中心管理办法(试行)》(卫医政发〔2009〕51号)及其他有关规定,结合我省实际制定《四川省省级医疗质量控制中心考核办法(修订版)》(以下简称《办法》)。

第二条 本《办法》适用于省级医疗质量控制中心年度考核工作。

第三条 考核坚持客观公正、注重实效的原则,综合日常工作开展情况和主要目标任务完成情况进行考核,考核结果公开通报。

第四条 考核对象为各省级医疗质量控制中心。四川省卫生健康委员会负责组织对各质控中心的考核工作,医政医管处牵头负责具体实施,健康服务业发展处、妇幼处、基卫处配合实施。

第五条 以质控中心履职情况为基本内容进行全面考核,重点考核工作实效,主要包括:质控中心组织建设、质控标准制定、专业质控培训、专业质控指导、质控平台运行、交办工作完成情况等内容。

第六条 省卫生健康委根据考核内容制定年度考核评分指标(见附表),用于质控中心年度考核。

第七条 每年1月1日至12月31日为一个考核年度,年度考核于次年第一季度实施。

第八条 年度考核由省、市级卫生健康行政部门相关负责同志、省质控办负责同志、省级质控专家、部分医疗机构负责人等组成年度考核专家组,并实施考核。必要时邀请国家级和外省质控专家参加。

第九条 年度考核程序

(一)自查自评。各质控中心按照本办法,结合本中心质控工作的计划、任务和成效,于每年12月31日前将本年度质控工作开展情况(内容见本办法第五条)、存在的问题和下年度工作计划以书面形式报省卫生健康委医政医管处。

(二)书面审查。根据各质控中心提交材料情况,省卫生健康委医政医管处邀请省内医疗质量管理专家按照考核指标对考核材料进行审查并提出书面审查意见,供现场考核评审专家参考使用。

(三)现场考核。卫生健康行政部门组织或委托省质控办组织现场考核。质控中心主任应根据安排对本中心本年度工作及下一年工作计划进行现场汇报,评审专家组根据汇报情况按照考核标准进行评分。日常工作开展情况和指令性任务完成情况、负性事件管理(考核指标第六项、第七项)评分由卫生健康行政部门相关评定,该项评分不纳入现场考核范畴。

(四)结果通报。评分结果由省卫生健康委医政医管处会同省质控办进行汇总统计,征求相关处室意见后报省卫生健康委分管领导审定。考核结果审定后由省卫生健康委通报各质控中心和各挂靠单位,并在委网站内公示。

第十条 考核评定采用评分法,满分为100分。考核结果分

3个等级，分别为优秀（85分以上）、合格（60~85分）、不合格（60分以下）。

第十一条　考核结果为优秀的，由省卫生健康委予以通报表扬，在工作经费相关项目安排等方面优先考虑。考核结果不合格的，限期整改1年，连续2年考核结果为不合格的，取消省级相关专业质控中心资格，由省卫生健康委重新遴选挂靠医疗机构，被取消资格的挂靠医疗机构四年内不得参与本专业遴选。

第十二条　本办法由四川省卫生健康委负责解释。

第十三条　本办法自印发之日起施行。

附表：四川省省级医疗质量控制中心考核指标

附表 四川省省级医疗质量控制中心考核指标
（2020年7月修订）

一级指标	二级指标	三级指标
一、内部组织建设（10分）	有固定的专职秘书或工作人员（1分）	无固定人员（0分）
	组织体系及质控工作制度健全（1分）	无工作制度和职责不得分；工作制度和职责不完整（-0.5分）
	挂靠单位重视中心工作，相关职能部门定期对中心进行指导、管理（4分）	提供相关证明材料，挂靠单位未对质控中心开展指导、管理（0分）；每年指导少于两次（-2分）
	挂靠单位重视中心工作，给予经费支持（4分）	提供相关资料，挂靠医疗机构质控专项经费投入小于省卫健委下拨的专项质控经费（0分）；未制定质控专项经费预算（-2分）；未按照质控专项经费预算执行（-2分）
二、质控体系建设（7分）	市州级质量控制中心覆盖率达到90%（4分）	中心成立两年内未达标（-1分）；成立三年及以上未达标（0分）（区域质控中心可计入覆盖率）
	制订考核市州级质控中心的工作制度及指标并进行考核（3分）	无考核指标及制度（0分）；指标/制度不完整、不规范（-1分）；考核执行不到位（-1分）
三、信息化建设（3分）	有本中心网站（可在挂靠单位网站上设专栏）（3分）	中心成立两年以上未建立网站（0分）；网站使用率低，每年更新少于两次（-2分）
四、质量控制与质量监督（50分）	掌握本专业质控现状，定期开展本专业现状基线调查，根据发现问题，结合质控对象分类提出针对性的质控工作措施（分类包括不限于公立、民营、妇幼、基层卫生机构等）（9分）	基线调查超过3年（0分）；调查不全面（-3分）；调查分析不到位（-3分）；措施无针对性（-2分）

续表

一级指标	二级指标	三级指标
四、质量控制与质量监督（50分）	有本专业质量控制标准及指标（10分）	未建立本专业质量控制指标及评价标准（0分）；指标及评价标准欠规范或不完整（-5分）；指标及评价标准未动态调整或持续改进（-3分）
	定期收集质控对象的质控信息、汇总统计、分析与评估，并向质控对象及省卫健委反馈质控分析评价结果，分类提出质控意见（分类包括但不限于公立、民营、妇幼、基层卫生机构等）（7分）	各中心每年提交本专业质量报告不少于两次，未提交（0分），少一次（-3分）；质量报告未体现质控工作成效相关内容（质控指标/数据分析、质控培训效果评估、业务指导持续改进、质控成效横纵向比较等）（0分）；缺少部分（-3分），未提出质控意见（-2分）
	有业务指导方案（3分）	无业务指导方案（0分）；方案未报省质控办备案（-2分）；未按方案执行（-2分）（经省卫健委同意变更方案的除外）
	每年业务指导全省50%的市州，两年内完成业务指导市级全覆盖；该布州医疗机构均未设置该专业科室或未收治该专业病种，可不纳入业务指导范围。（7分）	未开展业务指导（0分）；每年业务指导未完成50%的市州（-3分）；相关工作资料保存不完整（-2分）
	将业务指导结果及时反馈质控对象和省卫健委，并对存在问题提出整改意见；年底形成年度业务指导工作总结（7分）	未将业务指导的结果及时反馈质控对象和省卫健委（0分）；未对存在的趋向性问题提出整改意见（-3分）；开展业务指导无针对性的总结（-3分）
	开展业务指导回访（7分）	未开展业务指导后回访（0分）；回访不规范、不到位（-2分）

续表

一级指标	二级指标	三级指标
五、技术/管理培训（15分）	有培训计划（2分）	无培训计划（0分）；未按培训计划执行（-1分）
	举办本专业的质量控制培训班，培训内容针对性、实用性强，覆盖面广（10分）	每年度质控培训少于2次（0分）（可采取多种形式开展培训，例如现场、远程、专题培训等）；培训内容针对性不强（-5分）；培训受众未达50%（-2分）
	有对每次培训班效果评估的结果（3分）	未开展培训效果测评（0分）；未进行测评结果分析（-2分）
六、计划与总结持续改进（5分）	制定中心四年规划和年度计划（3分）	无四年工作规划（-2分）；无年度工作计划（0分）
	年度总结（2分）	无年度总结（0分）；总结重点不突出，未提出持续改进措施（-1分）
七、日常工作开展及指令性任务完成情况	积极完成上级主管部门安排的指令性任务	推诿或未按时完成指令性任务（-3分/次）；推诿或未按时完成任务，造成不良后果者（-10分/次），扣分不设上限
八、负性事件管理	省内本专业出现区域性、系统性医疗质量安全负性事件，受到国家、省相关行政管理部门发文通报批评；违反《四川省省级医疗质量控制中心工作规范》等相关文件规定，造成不良后果者	一经查实，国家级（-10分/次）；省级（-5分/次），扣分不设上限

续表

一级指标	二级指标	三级指标
九、特色亮点工作（10分）	专业特色化质控指标（2分）	临床专业质控中心以本专业重点病种为单位制定质控指标（2分）；管理专业制定本专业核心指标/敏感性指标（2分）
	信息化手段开展质控工作（3分）	本中心信息化平台能够满足质控数据信息化采集、挖掘和分析运用，保障数据安全，切实减轻质控对象报送数据工作量（2分）
	对外交流（3分）	参与国家级相关质控专项工作（1分）；得到专项工作组织单位书面表扬或肯定性评价（1分）；参加国家级、外省质控工作会议，并作大会经验交流或主题演讲（1分）
	获奖情况（2分）	质控中心获得国家级质控工作奖项（2分）；本中心质控专家获得国家级质控工作表彰者（1分）

附录十四 《关于2019年度省级质控中心工作考核有关情况的通报》

各省级医疗质控中心及挂靠单位，省医疗质量控制中心管理办公室：

为进一步加强省级质控中心管理，提升医疗质量管理与控制工作水平，促进全省医疗质量控制中心有序发展，我委组织开展了省级医疗质控中心2019年度质控工作考核，现将考核结果通报如下。

一、考核内容和形式

本次考核依据《四川省省级医疗质量控制中心考核办法（修订版）》和《四川省省级医疗质量控制中心工作规范》，对2019年度省级医疗质控中心履职情况进行全面考核，重点考核工作实效，包括：质控中心组织建设、质控标准制定、专业质控培训、质控指导反馈整改、专业质控指导、质控平台运行、交办工作完成情况等内容。本次考核采取百分制量化评分形式，分自查自评、资料审查和现场考核 三个环节。**第一阶段**：49个省级医疗质控中心对2019年度本中心质控工作开展情况、成效、存在的问题和下一年工作计划进行自查自评，并提交相关佐证材料。**第二阶段**：组织我省5名医疗质量管理专家按照考核标准对各质控中心提交的自查自评相关资料进行书面审查，并提出相关审查意见。**第三阶段**：邀请9名省内外专家组成现场考核专家组，逐一对49个质控中心进行现场考核。专家组在前期书面审查意见的基础上，根据各质控中心现场汇报内容和提问回答情况，按照考核评分表进行评分，最终得出考核结果。

二、考核情况

（一）工作成效

通过一年的努力，各质控中心在内部组织架构及制度建设、质控组织体系建设、专业质控指标及标准制定、质控培训和指导等方面取得了一定成效。一是内部组织结构及制度建设基本完善。各质控中心都有固定工作人员及办公场所，挂靠单位重视并给予部分经费支持。相关工作制度健全，专家委员会、专职秘书配备完整。二是质控组织体系构建日趋成型。20个专业市级质控中心覆盖率达到100%，13个专业市级质控中心覆盖率达到90%，部分省级质控中心制定对市级质控中心的业务指导标准并加强指导，促进本专业省市两级质控工作同质化。三是质控指标体系日益健全。药事管理、护理、骨科等10个专业发布了2019年版质控指标，放射医学、消化内科等12个专业完成2020年版质控指标制定工作，肿瘤性疾病质控中心更新本专业质控指标，全省39个专业已具备本专业质控指标，逐步健全覆盖主要临床专业的质控指标体系。四是质控工作取得新进展。省护理质控中心因参与县级及民营医院护理质控能力现状调研工作获得国家卫健委医院管理研究所书面表扬；肾脏病质控中心建立四川省血液透析数据平台，制定四川省血液透析检查标准，建立了"四川省肾病中心"；消毒供应中心探索实施"执法+质控"工作模式，与省卫生执法大队联合对10个市州部分医疗机构消毒供应中心开展业务指导；放射治疗质控中心编制的国家放疗质控指南《后装治疗机的质量控制和质量保证》是我国首次发布针对不同放疗技术和设备的指南；超声医学质控中心配合国家超声质量中心完成全省374家医疗结果超声相关数据填报、分析和总结，并撰写《超声医学国家质量与安全》。

（二）存在的问题

通过此次考核也暴露出省级医疗质控中心工作中存在一些问题：一是质控中心履职尽责有待加强。部分医疗质控中心主体责任发挥不足，开展质控工作时不主动，存在"等、靠、要"的情况；职责认识不到位，工作思路不清晰，未能将质控工作与学协会工作区分开，质控培训与学术会议混为一谈，培训针对性不强，成效不明显。二是质控工作规范性有待提高。部分质控中心未按照质控工作相关要求，每年度提交两次本专业质量报告；缺乏中长期规划，开展工作计划性不强；开展业务指导工作不严不实，未按要求进行回访或回访不规范。三是质控工作有待深入。部分质控中心开展工作以汇总数据为主，未对其进行分析、提炼和提出针对性措施；目前尚有10个质控中心未制定质控指标，本专业质控工作和成效缺乏量化评价；部分质控中心虽已有数据平台，但使用率偏低，部分平台内容长期未更新，信息化手段作用发挥不足。四是挂靠单位人财物支持有待提升。挂靠医疗机构人财物支持力度不够，专项资金沉淀量较多，经费绩效体现不足；专家承担繁重的临床工作等任务，缺乏时间和精力开展质控工作。

（三）考核结果通报

2019年度考核护理、重症、妇产科、儿科等32个专业医疗质控中心为优秀，艾滋病、职业医学、小儿外科、临床营养等16个专业医疗质控中心为合格，烧伤医疗质控中心为不合格（考核结果得分详见附件）。

（四）考核结果运用

依据《四川省省级医疗质量控制中心考核办法（修订版）》规定，对于2019年度考核不合格的省烧伤医疗质控中心责令限期整改，连续两年考核不合格，将重新遴选挂靠医疗机构，且四年内不得参与本专业遴选。

三、下一步工作要求

（一）明确定位，发挥中心主体作用

各省级医疗质控中心要突出质控中心的管理属性，严格按照职责定位，理清质控工作思路，充分发挥专家委员会作用。各质控中心主任要靠前指挥主动作为，聚焦全省层面医疗质量管理做好全局谋划，逐步建立完整、合理的组织构架和人才队伍。

（二）规范管理，提升质控工作水平

各中心应严格按照《关于规范省级质量控制中心发文及业务指导相关工作的紧急通知》要求，未经允许，严禁以"省卫生健康委或受省卫生健康委委托"的名义下发文件或将文件直接下发各级卫生健康行政部门，严禁在下发文件中出现"检查"、"督导"、"督查"、"考核"等表述。各中心应完善本中心中长期规划和年度工作计划，有序开展质控工作。按照前期印发的质量报告模板，每年编撰本专业质量报告不少于2次，并报省质控办备案。要尽量运用信息化手段，做实做细对市（州）的业务指导，认真分析指导结果，规范开展质控回访，促进质量持续改进。针对质控工作难点问题进行针对性培训，强化培训效果评估，不得利用质控培训会议接受企业赞助或开展营利性活动。质控工作经费实行预算管理，专款专用，建立使用台账，明确经费使用情况。省质控办要抓紧研究挂靠期满的省级质控中心重新遴选问题。

（三）纵深发展，推动质控内涵建设

各中心要以问题为导向，以质量改进结果为目标，工作重心逐步由单纯医疗质量信息收集分析向质量改进策略研究与实践转变。进一步建立健全对市级质控中心的指导标准，完善纵向联系机制，对于建立市级质控中心有困难的地区，可以通过设立区域中心方式补充完善质控组织体系和工作机制。临床专业质控中心应以重点病种为单位健全本专业质控指标，管理和平台专业质控中心探索制定核心指标，促进专业内同质化、专业间特色化发展。加强对限制类医疗技术临床应用的质量管理与控制，落实事中事后监管工作。

（四）加强保障，确保工作顺利开展

各省级质控中心挂靠单位应当加大保障力度，为质控中心配备满足质控工作需求的人员和办公场所、设施设备和工作经费，其配套资金不得低于我委划拨资金，要进一步加强资金使用情况监管、审计工作，并给予一定政策性倾斜，保障质控工作顺利开展。

各省级医疗质控中心根据年度考核情况和上述工作要求完善本中心2020年工作计划，连同2019年度本专业医疗质量报告于2020年4月15日前一起报送至省质控办，统一汇编印发。

联系人：陈艳玲　张兆辉

联系电话：028-86133120

电子邮箱：scszkb@l63.coin

附件：2019年度省级医疗质量控制中心工作考核评价得分表

四川省卫生健康委员会

2020年3月23日

附件

2019年度省级医疗质量控制中心工作考核评价得分表

排名	质控中心名称	挂靠单位	去掉最高分和最低分后平均分
1	四川省护理质量控制中心	四川省人民医院	102.17
2	四川省重症医学质量控制中心	四川大学华西医院	101.79
3	四川省妇产科质量控制中心	四川大学华西第二医院	101.41
4	四川省儿科质量控制中心	四川大学华西第二医院	99.76
5	四川省神经外科医疗质量控制中心	四川大学华西医院	99.46
6	四川省口腔医疗质量控制中心	四川大学华西口腔医院	99.06
7	四川省医院感染管理质量控制中心	四川省人民医院	97.90
8	四川省药事管理质量控制中心（省医院片区）	四川省人民医院	97.69
9	四川省药事管理质量控制中心（华西片区）	四川大学华西医院	97.46
10	四川省临床检验质量控制中心	四川省人民医院	97.43
11	四川省健康体检医疗质量控制中心	四川省人民医院	97.36
12	四川省精神病与精神卫生质量控制中心	四川大学华西医院	97.14

续表

排名	质控中心名称	挂靠单位	去掉最高分和最低分后平均分
13	四川省超声医学质量控制中心	四川省人民医院	96.21
14	四川省皮肤病性病质量控制中心	四川省人民医院	96.07
15	四川省临床麻醉质量控制中心	四川大学华西医院	95.44
16	四川省放射医学质量控制中心	四川大学华西医院	95.36
17	四川省放射治疗质量控制中心	四川省肿瘤医院	95.09
18	四川省病理质量控制中心	四川大学华西医院	94.86
19	四川省神经内科质量控制中心	四川大学华西医院	94.84
20	四川省康复医学质量控制中心	四川大学华西医院	94.71
21	四川省感染性疾病诊疗质量控制中心	四川大学华西医院	94.14
22	四川省肾脏病医疗质量控制中心	四川省人民医院	93.81
23	四川省急诊急救质量控制中心	四川省人民医院	93.13
24	四川省病案质量控制中心	四川省人民医院	92.99
25	四川省消毒供应医疗质量控制中心	四川大学华西医院	92.16

续表

排名	质控中心名称	挂靠单位	去掉最高分和最低分后平均分
26	四川省消化内科质量控制中心	四川大学华西医院	91.50
27	四川省内分泌医疗质量控制中心	四川大学华西医院	91.24
28	四川省胸外科医疗质量控制中心	四川大学华西医院	91.20
29	四川省核医学科医疗质量控制中心	西南医科大学附属医院	88.90
30	四川省肿瘤性疾病医疗质量控制中心	四川省肿瘤医院	88.64
31	四川省心血管疾病质量控制中心	四川大学华西医院	88.57
32	四川省耳鼻咽喉科医疗质量控制中心	四川大学华西医院	88.26
33	四川省艾滋病治疗质量控制中心	成都市公共卫生临床医疗中心	84.71
34	四川省职业医学质量控制中心	四川大学华西第四医院	84.20
35	四川省小儿外科医疗质量控制中心	四川省人民医院	84.17
36	四川省临床营养质量控制中心	四川大学华西医院	83.51
37	四川省泌尿外科医疗质量控制中心	四川大学华西医院	82.86
38	四川省临床输血质量控制中心	四川省人民医院	81.63

续表

排名	质控中心名称	挂靠单位	去掉最高分和最低分后平均分
39	四川省呼吸内科医疗质量控制中心	四川大学华西医院	81.54
40	四川省骨科质量控制中心	四川省人民医院	81.43
41	四川省老年病医疗质量控制中心	四川大学华西医院	80.79
42	四川省风湿免疫科医疗质量控制中心	四川大学华西医院	79.40
43	四川省医用高压氧质量控制中心	四川省人民医院	77.61
44	四川省眼科质量控制中心	四川省人民医院	75.64
45	四川省普外科质量控制中心	四川大学华西医院	74.77
46	四川省血液内科医疗质量控制中心	四川大学华西医院	72.59
47	四川省外周介入诊疗医疗质量控制中心	四川大学华西医院	70.91
48	四川省整形美容医疗质量控制中心	四川省人民医院	68.46
49	四川省烧伤科医疗质量控制中心	四川大学华西医院	44.40

附录十五 《四川省卫生健康委员会关于建立"执法+"工作 机制的通知》

各市（州）卫生健康委、科学城卫生健康委，省卫生计生监督执法总队，各相关行业协会，各级质控中心：

为全面推进医疗卫生行业综合监管制度落实，进一步发挥行业专家和质控中心专业技术优势，提高监督信息化水平，加强社会监督，强化监督结果应用，提升监督执法工作效能，结合我省医疗服务多元化监管试点工作，现就在卫生监督执法工作中建立"执法+"工作机制有关事项通知如下：

一、充分认识重要意义

各地要充分认识到建立"执法+"工作机制是站在更高起点谋划和推进卫生监督执法工作，是推动综合监管制度的具体体现，是提高医疗卫生行业治理体系和治理能力现代化水平的有效方式，是促进医疗卫生行业高质量发展的有效途径，是多元化监管试点工作要求的有力抓手，对落实行业自律、加强社会监督，加大监管合力、补齐监管短板，促进监督执法更加专业、精细、科学、规范具有重要意义。

二、建立完善工作机制

（一）建立"执法+专家"工作机制。各地监督机构要加强与各类医疗卫生专业机构、行业协会等的沟通联动，建立涵盖法律、临床、院感、卫生检测等专家在内的监督执法专家库，在开展监管政策研究和规则制定、监管问题分析和效果评估、日常监督执法和专项整治、案件查办等工作时，邀请相关专业专家参与，形成专家意见，切实为监管提供有力技术支撑和智力支持，提高监管科学性、权威性。

（二）建立"执法+质控"工作机制。各地监督机构要与同级质控中心建立工作协同机制和信息双向反馈机制，定期将各自在检查中发现的问题互相通报，重要信息应及时反馈，共同制定年度"执法+质控"工作计划。质控中心要对监督检查和质控中发现的问题系统进行梳理，指导问题单位整改落实到位，同时要以问题为导向，制修订相关标准和规范，确定质控工作重点，切实发挥各级质控中心在统一质控标准、加强质量管理等方面的优势作用，不断提升医疗质量和安全。

（三）建立"执法+媒体"工作机制。各地要在依法做好信息公开的前提下，通过媒体更好地发挥社会监督作用。在用好电视、广播、报纸等传统媒体的同时，多采用微博、微信等新媒体手段，宣传卫生监督相关法规政策，宣扬监督执法工作成效，曝光重大、典型卫生违法行为。各地可探索开展卫生监督"媒体宣传周""媒体活动月"等活动，邀请媒体参与到执法检查过程中，集中时间曝光典型案例，满足人民群众知情权，形成更有力的震慑效应，倒逼依法执业。

（四）建立"执法+信息化"工作机制。省卫生计生监督执法总队进一步完善"四川智慧卫监"平台功能，各地要大力提升卫生监督信息化水平，推进手持移动执法终端和执法记录仪的使用，逐步推广医疗废物、生活饮用水、游泳池等在线监管。进一步完善医疗"三监管"平台功能，推进事前、事中、事后全程监管。各地要按时间要求完成市级平台分级部署，全面开展数据分析和问题核查，实现省、市、县分级自主监管。利用卫生监督信息数据库，使用二维码扫码等相关技术，一人一码，一机构一码，面向公众公开被监管对象的执业资质、监督检查、行政处罚等信息。

（五）建立"执法+信用"工作机制。各地要充分发挥信用监管作用，突出结果运用，依法公示行政执法情况和行政处罚结果，并推送至信用中国（四川）平台。探索建立医务人员信用记分管理制度。开展医疗机构依法执业综合评价和信用等级评定。建立医疗卫生行业黑名单，对失信违法行为人依法实施联合惩戒。

三、切实做好工作保障

（一）加强组织领导。各地卫生健康行政部门及其监督执法机构、各级质控中心和各行业协会要切实做好"执法+"工作的组织领导，将其作为一项提升工作成效、医疗服务质量的重要举措，务必精心组织，周密安排，确保取得实效。

（二）深化结果运用。各地对于监督执法和质控中发现的问题，要认真分析研究，梳理归纳突出问题、共性问题和薄弱环节，做到心中有数、有的放矢、精准施策，不断提高医疗卫生服务质量和行业监管水平。

（三）强化宣传培训。各地卫生健康行政部门及其监督执法机构、各级质控中心和各行业协会等要加强工作沟通协作，同时做好"执法+"工作的宣传培训，互相邀请相关执法人员、专家讲授相关知识。要加强与媒体的沟通联系，依法做好信息公开。

四川省卫生健康委员会
2020年4月22日

附录十六 《四川省省级医疗质量控制中心专家管理办法(试行)》

四川省省级医疗质量控制中心专家管理办法
（试行）

第一条 为加强省级医疗质量控制中心专家管理，高质量提升医疗服务水平，根据《医疗机构管理条例》、《医疗质量控制中心管理办法（试行）》等规定，结合我省实际制定本细则。

第二条 本细则适用于省级医疗质量控制中心专家的遴选、日常管理、考核评价等工作。

第三条 专家组组建活动主动公开，接受公众监督。

第四条 专家实行聘任制，任期4年，与质控中心挂靠周期一致；

质控中心主任及专家原则上应任满一届，如中心主任及专家在任期内发生离职或退休等人事变动，由本人申请，经所在质控中心挂靠医疗机构（非挂靠单位成员需经所在医疗机构同意）同意，并报卫生行政部门审核同意可继续留任满任期，未经申请审批程序，专家资格自动终止。

第五条 质控中心人员基本构成：

质控中心实行双主任负责制，原则上行政主任由质控中心挂靠医疗机构的院领导担任，业务主任由挂靠医疗机构的相应专业科室主任担任；

质控中心设副主任2～4名，专家组总人数原则上不超过

45人，质控中心挂靠医疗机构的专家数原则上不超过质控中心专家总数的20%，市（州）级质控中心的业务主任必须进入省级质控中心专家组。

第六条 专家组专家入选应当具备以下条件。

（一）热爱医疗质量控制工作，积极投身医疗质量控制工作；

（二）身体健康，年龄原则上在60周岁以下，能够承担日常质控工作；

（三）具有高度责任心，能够坚持客观、公正、实事求是的科学态度，认真、诚实、廉洁地履行职责；

（四）省级质控中心业务主任原则上应具备本专业正高级职称；

（五）专家组专家原则上应具备副高（副教授）以上专业技术职称；

（六）具有团队精神，善于与他人合作、交流；

（七）自觉遵守各项纪律和各种规定。

第七条 专家库专家遴选流程。

专家组专家由省质控中心挂靠医疗机构推荐产生，并对推荐专家所在医疗机构出具的德能勤绩廉鉴定报告进行审核后，将建议名单上报省卫生健康委员会；

省卫生计生委将省质控中心挂靠医疗机构推荐的专家组名单征求市（州）卫生计生委和相关处室、单位的意见后，挂网公示一周，待公示期结束后，正式发文明确质控中心专家组人员名单。

质控中心专家适时调整流程与遴选流程相同。

第八条 省级质控中心专家享有权利。

在同等条件下，对考核优秀的质控中心专家，优先聘任同级医学会、协会及各专业委员会委员以上职务，优先推荐聘任上级医学会、协会及各专业委员会相关职务。

第九条 省级质控中心专家承担义务。

（一）严格遵守保密规定及工作纪律，在开展质量控制工作中，不收受被检查医院的财、物等；

（二）质控中心主任每年开展质控工作的时间不少于2周，质控中心专家出勤率不低于70%；

（三）积极配合省卫生计生委开展的医疗质量管理等工作，以及省卫生计生委交办的其他指令性任务；

（四）质控中心专家的考评和奖惩由各省级质控中心组织实施，并按年度上报省卫生计生委。

第十条 专家如有下列情况之一的，由质控中心挂靠单位向省卫生计生委申请，经审核同意后取消专家资格。

（一）因身体健康原因不能胜任专家工作；

（二）因工作调动，不再适宜担任专家；

（三）因个人原因，经本人申请不再担任专家。

第十一条 专家如有下列行为之一的，省卫生计生委可立即终止聘任，并予以公告。

（一）利用专家特殊身份和影响力，有违纪行为并受到警告以上处分的或有违法行为的；

（二）索取或接受医疗机构或其他相关人员的财物、宴请或其他好处，影响质控工作公正性的；

（三）弄虚作假，不能客观公正履行职责的；

（四）无正当理由，拒绝参加省卫生计生委或省质控中心组织的相关工作的。

第十二条 本细则由省卫生计生委负责解释，自发文之日起施行。

附录十七 《医疗质量安全核心制度要点》

《医疗质量安全核心制度要点》

医疗质量安全核心制度是指在诊疗活动中对保障医疗质量和患者安全发挥重要的基础性作用,医疗机构及其医务人员应当严格遵守的一系列制度。根据《医疗质量管理办法》,医疗质量安全核心制度共18项。本要点是各级各类医疗机构实施医疗质量安全核心制度的基本要求。

一、首诊负责制度

(一)定义

指患者的首位接诊医师(首诊医师)在一次就诊过程结束前或由其他医师接诊前,负责该患者全程诊疗管理的制度。医疗机构和科室的首诊责任参照医师首诊责任执行。

(二)基本要求

1. 明确患者在诊疗过程中不同阶段的责任主体。
2. 保障患者诊疗过程中诊疗服务的连续性。
3. 首诊医师应当作好医疗记录,保障医疗行为可追溯。
4. 非本医疗机构诊疗科目范围内疾病,应告知患者或其法定代理人,并建议患者前往相应医疗机构就诊。

二、三级查房制度

(一)定义

指患者住院期间,由不同级别的医师以查房的形式实施患者评估、制定与调整诊疗方案、观察诊疗效果等医疗活动的制度。

（二）基本要求

1. 医疗机构实行科主任领导下的三个不同级别的医师查房制度。三个不同级别的医师可以包括但不限于主任医师或副主任医师—主治医师—住院医师。

2. 遵循下级医师服从上级医师，所有医师服从科主任的工作原则。

3. 医疗机构应当明确各级医师的医疗决策和实施权限。

4. 医疗机构应当严格明确查房周期。工作日每天至少查房2次，非工作日每天至少查房1次，三级医师中最高级别的医师每周至少查房2次，中间级别的医师每周至少查房3次。术者必须亲自在术前和术后24小时内查房。

5. 医疗机构应当明确医师查房行为规范，尊重患者、注意仪表、保护隐私、加强沟通、规范流程。

6. 开展护理、药师查房的可参照上述规定执行。

三、会诊制度

（一）定义

会诊是指出于诊疗需要，由本科室以外或本机构以外的医务人员协助提出诊疗意见或提供诊疗服务的活动。规范会诊行为的制度称为会诊制度。

（二）基本要求

1. 按会诊范围，会诊分为机构内会诊和机构外会诊。机构内多学科会诊应当由医疗管理部门组织。

2. 按病情紧急程度，会诊分为急会诊和普通会诊。机构内急会诊应当在会诊请求发出后10分钟内到位，普通会诊应当在会诊发出后24小时内完成。

3. 医疗机构应当统一会诊单格式及填写规范，明确各类会诊的具体流程。

4.原则上，会诊请求人员应当陪同完成会诊，会诊情况应当在会诊单中记录。会诊意见的处置情况应当在病程中记录。

5.前往或邀请机构外会诊，应当严格遵照国家有关规定执行。

四、分级护理制度

（一）定义

指医护人员根据住院患者病情和（或）自理能力对患者进行分级别护理的制度。

（二）基本要求

1.医疗机构应当按照国家分级护理管理相关指导原则和护理服务工作标准，制定本机构分级护理制度。

2.原则上，护理级别分为特级护理、一级护理、二级护理、三级护理4个级别。

3.医护人员应当根据患者病情和（或）自理能力变化动态调整护理级别。

4.患者护理级别应当明确标识。

五、值班和交接班制度

（一）定义

指医疗机构及其医务人员通过值班和交接班机制保障患者诊疗过程连续性的制度。

（二）基本要求

1.医疗机构应当建立全院性医疗值班体系，包括临床、医技、护理部门以及提供诊疗支持的后勤部门，明确值班岗位职责并保证常态运行。

2.医疗机构实行医院总值班制度，有条件的医院可以在医院总值班外，单独设置医疗总值班和护理总值班。总值班人员需接受相应的培训并经考核合格。

3. 医疗机构及科室应当明确各值班岗位职责、值班人员资质和人数。值班表应当在全院公开，值班表应当涵盖与患者诊疗相关的所有岗位和时间。

4. 当值医务人员中必须有本机构执业的医务人员，非本机构执业医务人员不得单独值班。当值人员不得擅自离岗，休息时应当在指定的地点休息。

5. 各级值班人员应当确保通讯畅通。

6. 四级手术患者手术当日和急危重患者必须床旁交班。

7. 值班期间所有的诊疗活动必须及时记入病历。

8. 交接班内容应当专册记录，并由交班人员和接班人员共同签字确认。

六、疑难病例讨论制度

（一）定义

指为尽早明确诊断或完善诊疗方案，对诊断或治疗存在疑难问题的病例进行讨论的制度。

（二）基本要求

1. 医疗机构及临床科室应当明确疑难病例的范围，包括但不限于出现以下情形的患者：没有明确诊断或诊疗方案难以确定、疾病在应有明确疗效的周期内未能达到预期疗效、非计划再次住院和非计划再次手术、出现可能危及生命或造成器官功能严重损害的并发症等。

2. 疑难病例均应由科室或医疗管理部门组织开展讨论。讨论原则上应由科主任主持，全科人员参加。必要时邀请相关科室人员或机构外人员参加。

3. 医疗机构应统一疑难病例讨论记录的格式和模板。讨论内容应专册记录，主持人需审核并签字。讨论的结论应当记入病历。

4.参加疑难病例讨论成员中应当至少有2人具有主治及以上专业技术职务任职资格。

七、急危重患者抢救制度

（一）定义

指为控制病情、挽救生命，对急危重患者进行抢救并对抢救流程进行规范的制度。

（二）基本要求

1.医疗机构及临床科室应当明确急危重患者的范围，包括但不限于出现以下情形的患者：病情危重，不立即处置可能存在危及生命或出现重要脏器功能严重损害；生命体征不稳定并有恶化倾向等。

2.医疗机构应当建立抢救资源配置与紧急调配的机制，确保各单元抢救设备和药品可用。建立绿色通道机制，确保急危重患者优先救治。医疗机构应当为非本机构诊疗范围内的急危重患者的转诊提供必要的帮助。

3.临床科室急危重患者的抢救，由现场级别和年资最高的医师主持。紧急情况下医务人员参与或主持急危重患者的抢救，不受其执业范围限制。

4.抢救完成后6小时内应当将抢救记录记入病历，记录时间应具体到分钟，主持抢救的人员应当审核并签字。

八、术前讨论制度

（一）定义

指以降低手术风险、保障手术安全为目的，在患者手术实施前，医师必须对拟实施手术的手术指征、手术方式、预期效果、手术风险和处置预案等进行讨论的制度。

（二）基本要求

1. 除以紧急抢救生命为目的的急诊手术外，所有住院患者手术必须实施术前讨论，术者必须参加。

2. 术前讨论的范围包括手术组讨论、医师团队讨论、病区内讨论和全科讨论。临床科室应当明确本科室开展的各级手术术前讨论的范围并经医疗管理部门审定。全科讨论应当由科主任或其授权的副主任主持，必要时邀请医疗管理部门和相关科室参加。患者手术涉及多学科或存在可能影响手术的合并症的，应当邀请相关科室参与讨论，或事先完成相关学科的会诊。

3. 术前讨论完成后，方可开具手术医嘱，签署手术知情同意书。

4. 术前讨论的结论应当记入病历。

九、死亡病例讨论制度

（一）定义

指为全面梳理诊疗过程、总结和积累诊疗经验、不断提升诊疗服务水平，对医疗机构内死亡病例的死亡原因、死亡诊断、诊疗过程等进行讨论的制度。

（二）基本要求

1. 死亡病例讨论原则上应当在患者死亡1周内完成。尸检病例在尸检报告出具后1周内必须再次讨论。

2. 死亡病例讨论应当在全科范围内进行，由科主任主持，必要时邀请医疗管理部门和相关科室参加。

3. 死亡病例讨论情况应当按照本机构统一制定的模板进行专册记录，由主持人审核并签字。死亡病例讨论结果应当记入病历。

4. 医疗机构应当及时对全部死亡病例进行汇总分析，并提出持续改进意见。

十、查对制度

(一)定义

指为防止医疗差错,保障医疗安全,医务人员对医疗行为和医疗器械、设施、药品等进行复核查对的制度。

(二)基本要求

1. 医疗机构的查对制度应当涵盖患者身份识别、临床诊疗行为、设备设施运行和医疗环境安全等相关方面。

2. 每项医疗行为都必须查对患者身份。应当至少使用两种身份查对方式,严禁将床号作为身份查对的标识。为无名患者进行诊疗活动时,须双人核对。用电子设备辨别患者身份时,仍需口语化查对。

3. 医疗器械、设施、药品、标本等查对要求按照国家有关规定和标准执行。

十一、手术安全核查制度

(一)定义

指在麻醉实施前、手术开始前和患者离开手术室前对患者身份、手术部位、手术方式等进行多方参与的核查,以保障患者安全的制度。

(二)基本要求

1. 医疗机构应当建立手术安全核查制度和标准化流程。
2. 手术安全核查过程和内容按国家有关规定执行。
3. 手术安全核查表应当纳入病历。

十二、手术分级管理制度

(一)定义

指为保障患者安全,按照手术风险程度、复杂程度、难易程度和资源消耗不同,对手术进行分级管理的制度。

（二）基本要求

1. 按照手术风险性和难易程度不同，手术分为四级。具体要求按照国家有关规定执行。

2. 医疗机构应当建立手术分级管理工作制度和手术分级管理目录。

3. 医疗机构应当建立手术分级授权管理机制，建立手术医师技术档案。

4. 医疗机构应当对手术医师能力进行定期评估，根据评估结果对手术权限进行动态调整。

十三、新技术和新项目准入制度

（一）定义

指为保障患者安全，对于本医疗机构首次开展临床应用的医疗技术或诊疗方法实施论证、审核、质控、评估全流程规范管理的制度。

（二）基本要求

1. 医疗机构拟开展的新技术和新项目应当为安全、有效、经济、适宜、能够进行临床应用的技术和项目。

2. 医疗机构应当明确本机构医疗技术和诊疗项目临床应用清单并定期更新。

3. 医疗机构应当建立新技术和新项目审批流程，所有新技术和新项目必须经过本机构相关技术管理委员会和医学伦理委员会审核同意后，方可开展临床应用。

4. 新技术和新项目临床应用前，要充分论证可能存在的安全隐患或技术风险，并制定相应预案。

5. 医疗机构应当明确开展新技术和新项目临床应用的专业人员范围，并加强新技术和新项目质量控制工作。

6.医疗机构应当建立新技术和新项目临床应用动态评估制度，对新技术和新项目实施全程追踪管理和动态评估。

7.医疗机构开展临床研究的新技术和新项目按照国家有关规定执行。

十四、危急值报告制度

（一）定义

指对提示患者处于生命危急状态的检查、检验结果建立复核、报告、记录等管理机制，以保障患者安全的制度。

（二）基本要求

1.医疗机构应当分别建立住院和门急诊患者危急值报告具体管理流程和记录规范，确保危急值信息准确，传递及时，信息传递各环节无缝衔接且可追溯。

2.医疗机构应当制定可能危及患者生命的各项检查、检验结果危急值清单并定期调整。

3.出现危急值时，出具检查、检验结果报告的部门报出前，应当双人核对并签字确认，夜间或紧急情况下可单人双次核对。对于需要立即重复检查、检验的项目，应当及时复检并核对。

4.外送的检验标本或检查项目存在危急值项目的，医院应当和相关机构协商危急值的通知方式，并建立可追溯的危急值报告流程，确保临床科室或患方能够及时接收危急值。

5.临床科室任何接收到危急值信息的人员应当准确记录、复读、确认危急值结果，并立即通知相关医师。

6.医疗机构应当统一制定临床危急值信息登记专册和模板，确保危急值信息报告全流程的人员、时间、内容等关键要素可追溯。

十五、病历管理制度

（一）定义

指为准确反映医疗活动全过程，实现医疗服务行为可追溯，维护医患双方合法权益，保障医疗质量和医疗安全，对医疗文书的书写、质控、保存、使用等环节进行管理的制度。

（二）基本要求

1. 医疗机构应当建立住院及门急诊病历管理和质量控制制度，严格落实国家病历书写、管理和应用相关规定，建立病历质量检查、评估与反馈机制。

2. 医疗机构病历书写应当做到客观、真实、准确、及时、完整、规范，并明确病历书写的格式、内容和时限。

3. 实施电子病历的医疗机构，应当建立电子病历的建立、记录、修改、使用、存储、传输、质控、安全等级保护等管理制度。

4. 医疗机构应当保障病历资料安全，病历内容记录与修改信息可追溯。

5. 鼓励推行病历无纸化。

十六、抗菌药物分级管理制度

（一）定义

指根据抗菌药物的安全性、疗效、细菌耐药性和价格等因素，对抗菌药物临床应用进行分级管理的制度。

（二）基本要求

1. 根据抗菌药物的安全性、疗效、细菌耐药性和价格等因素，抗菌药物分为非限制使用级、限制使用级与特殊使用级三级。

2. 医疗机构应当严格按照有关规定建立本机构抗菌药物分级管理目录和医师抗菌药物处方权限，并定期调整。

3. 医疗机构应当建立全院特殊使用级抗菌药物会诊专家库，按照规定规范特殊使用级抗菌药物使用流程。

4. 医疗机构应当按照抗菌药物分级管理原则，建立抗菌药物遴选、采购、处方、调剂、临床应用和药物评价的管理制度和具体操作流程。

十七、临床用血审核制度

（一）定义

指在临床用血全过程中，对与临床用血相关的各项程序和环节进行审核和评估，以保障患者临床用血安全的制度。

（二）基本要求

1. 医疗机构应当严格落实国家关于医疗机构临床用血的有关规定，设立临床用血管理委员会或工作组，制定本机构血液预订、接收、入库、储存、出库、库存预警、临床合理用血等管理制度，完善临床用血申请、审核、监测、分析、评估、改进等管理制度、机制和具体流程。

2. 临床用血审核包括但不限于用血申请、输血治疗知情同意、适应证判断、配血、取血发血、临床输血、输血中观察和输血后管理等环节，并全程记录，保障信息可追溯，健全临床合理用血评估与结果应用制度、输血不良反应监测和处置流程。

3. 医疗机构应当完善急救用血管理制度和流程，保障急救治疗需要。

十八、信息安全管理制度

（一）定义

指医疗机构按照信息安全管理相关法律法规和技术标准要求，对医疗机构患者诊疗信息的收集、存储、使用、传输、处理、发布等进行全流程系统性保障的制度。

（二）基本要求

1.医疗机构应当依法依规建立覆盖患者诊疗信息管理全流程的制度和技术保障体系，完善组织架构，明确管理部门，落实信息安全等级保护等有关要求。

2.医疗机构主要负责人是医疗机构患者诊疗信息安全管理第一责任人。

3.医疗机构应当建立患者诊疗信息安全风险评估和应急工作机制，制定应急预案。

4.医疗机构应当确保实现本机构患者诊疗信息管理全流程的安全性、真实性、连续性、完整性、稳定性、时效性、溯源性。

5.医疗机构应当建立患者诊疗信息保护制度，使用患者诊疗信息应当遵循合法、依规、正当、必要的原则，不得出售或擅自向他人或其他机构提供患者诊疗信息。

6.医疗机构应当建立员工授权管理制度，明确员工的患者诊疗信息使用权限和相关责任。医疗机构应当为员工使用患者诊疗信息提供便利和安全保障，因个人授权信息保管不当造成的不良后果由被授权人承担。

7.医疗机构应当不断提升患者诊疗信息安全防护水平，防止信息泄露、毁损、丢失。定期开展患者诊疗信息安全自查工作，建立患者诊疗信息系统安全事故责任管理、追溯机制。在发生或者可能发生患者诊疗信息泄露、毁损、丢失的情况时，应当立即采取补救措施，按照规定向有关部门报告。

附录十八 《四川省卫生和计划生育委员会关于开展分级诊疗考核评价工作的通知》

四川省卫生和计划生育委员会
关于开展分级诊疗考核评价工作的通知

各市（州）卫生局、科学城卫生局，委直属医疗机构，国家卫生计生委驻川医疗机构：

为贯彻落实四川省卫生和计划生育委员会等六部门印发的《关于建立完善分级诊疗制度的意见》（川卫办发〔2014〕257号）有关规定，推进分级诊疗制度实施，逐步建立我省分级诊疗服务模式，经研究，我委决定在全省开展分级诊疗制度执行情况的考核评价工作，现将有关事项通知如下。

一、考核范围

我省各级卫生计生行政部门和医疗机构，重点是公立医疗机构。

二、责任主体及职责

（一）省卫生计生委

省卫生计生委负责制订分级诊疗制度有关文件，统筹推进分级诊疗有关工作。

（二）各级卫生计生行政部门

1. 依据我省分级诊疗制度相关文件要求，科学、合理地制订本辖区分级诊疗工作计划，成立专门的组织领导机构，保证分级诊疗工作落到实处。

2. 结合本辖区实际情况出台分级诊疗相应的贯彻落实文件，提出合理化要求。

3. 通过推动建立医疗联合体、认真贯彻落实城乡对口支援工作、大力发展远程医疗等方式，多措并举，提升基层医疗机构服务能力。

4. 采取多种方式开展分级诊疗制度宣传，提高医务人员和群众对分级诊疗工作的认知度。

5. 负责考核评价辖区内相关医疗机构分级诊疗制度执行情况，并将考核工作纳入卫生重点督查考核内容。

（三）医疗机构

1. 省属、中央驻川医疗机构

（1）成立分级诊疗工作组织领导机构，将分级诊疗工作纳入本单位年度工作计划并由专门的部门及人员负责具体工作。

（2）制订本单位双向转诊工作制度及工作流程，做好与下级医疗机构签订双向转诊协议相关事宜。

（3）优化双向转诊服务流程，建立转诊绿色通道，保障转诊患者优先获得门诊及住院服务。在门诊、急诊、挂号室、取药处、入院手续办理处、出院结算处等区域设立专门的转诊服务窗口，根据患者病情发展实际，做好向下级医疗机构的转诊工作。

（4）优先转诊预约诊疗，为县级及基层医疗机构和二甲以下的民营医院的首诊患者预留转诊预约号源优先使用。

（5）广泛开展分级诊疗宣传，引导患者首选县级及基层医疗机构就医。

（6）落实转诊负责制，负责联系、协调患者转诊期间各项事宜，并向转入医疗机构提供相关诊疗信息。

（7）多措并举，积极发挥大型医疗机构对基层医疗机构的辐射、带动作用，提升基层医疗机构服务能力。

2.县级及基层医疗机构

（1）成立分级诊疗工作专门的组织领导机构，将分级诊疗工作纳入本单位年度工作计划并由专门的部门及人员负责具体工作。

（2）制订本单位双向转诊工作制度及工作流程，做好双向转诊协议签订相关工作。

（3）结合本单位实际情况，加快提升医院服务能力及服务水平，保障患者基层就医。

（4）采取多种方式向患者宣传分级诊疗制度，重点宣传基层首诊的好处及新农合报销优惠政策。

（5）严格落实基层首诊责任制。

（6）落实转诊负责制，负责联系、协调患者转诊期间各项事宜，并向转入医疗机构提供相关诊疗信息。

（7）规范实施双向转诊工作，尊重患者知情同意及自主选择权。

三、考核方式

采取"机构自评"及"分级考核"相结合的考核方式。

（一）机构自评

各级各类医疗机构于今年年底前开展一次自我考核评价，根据发现的问题，制订整改方案，逐一落实，不断推进分级诊疗工作。

（二）分级考核

省卫生计生委负责对市州卫生局、省属及中央驻川医疗机构的考核评价工作；市州卫生局负责本辖区内的相关考核评价工作。

四、考核依据

分级诊疗制度执行情况考核评价工作以本《通知》具体要求为考核标准，以各单位工作开展实际情况作为考核依据，我委将在总结经验的基础上不断调整和完善《四川省分级诊疗工作考核指标体系（暂行）》（见附件）。

五、考核结果的运用

分级诊疗制度的考核结果列入我省卫生重点督查考核内容。我委将对各单位的考核结果进行全省排名及通报。

附件：《四川省分级诊疗工作考核指标体系（暂行）》

四川省卫生和计划生育委员会
2014年9月9日

附件

四川省分级诊疗制度执行情况指标体系(暂行)

一、卫生计生行政部门		
项目	类别	具体内容
(一) 分级诊疗 工作管理	1. 组织管理	成立领导小组和办事机构,落实专人具体负责,定期分析分级诊疗相关工作
	2. 建章立制	制订分级诊疗年度工作计划,提出具体任务、目标
		结合本地实际及时出台相关贯彻落实文件
	3. 规范管理	将分级诊疗工作纳入当地卫生重点督查考核内容,进行规范管理
	4. 信息报送	根据上级要求,做好分级诊疗相关信息的统计报送工作
	5. 工作指导	定期、不定期地对辖区内各级医疗机构开展分级诊疗工作的执行情况进行指导,提出存在的问题并督促医疗机构整改
		指导辖区内医疗机构及时签订《双向转诊协议》,到2015年年底100%的基层医疗卫生机构实现与县(区)和市、省级医疗机构的双向转诊
	6. 监督管理	加强对辖区内相关医疗机构监督管理,确保分级诊疗取得实效

续表

（二）保障患者基层就医	1. 推进基层人员增量提质	严格落实县级医院骨干医师培训等国家及省的培训项目
		通过执业医师招聘和设置特岗、引进或培训全科医生等方式，提升基层服务能力
		采取多种方式，为基层医务人员提供培训、继续教育等机会
	2. 提升基层服务能力	加强县级医疗机构重点专科建设
	3. 深化城乡对口支援	严格贯彻落实国家及省对城乡对口支援工作的相关要求，确保支援工作取得实效
	4. 发展远程医疗	2014年努力实现80%的县级医院与上级医疗单位建立远程医疗系统，力争2015年年底实现县级医院与上级医疗单位的远程医疗网络全覆盖
		2014年年底，各地县级医院开展远程会诊占院外会诊比要达到30%以上，远程医疗服务量要增加20%以上。力争2015年年底，各地县级医院开展远程会诊占院外会诊比在2014年的基础上继续增长10%，远程医疗服务量继续增加10%
	5. 建立契约服务制度	严格落实国家及省有关契约服务制度方面的相关要求
	6. 推动医疗联合体建设	推动辖区内县级及基层医疗机构与大型医院建立医疗联合体

续表

（三） 新农合报销 政策	1. 政策落实	严格执行新农合患者（除急诊外）越级诊治未履行转院手续，原则上不予报销的规定
		严格执行国家及省对新农合政策方面的其他有关要求
	2. 政策讲解	结合分级诊疗有关要求，积极对群众开展新农合报销政策的宣传讲解工作，力争做到政策家喻户晓
（四） 分级诊疗宣传	加强政策宣传	按照我省分级诊疗制度政策宣传的相关要求，做好辖区内分级诊疗宣传培训，确保分级诊疗家喻户晓
（五） 工作实效	需达到的目标	经基层首诊且需要上转的患者，实现90%通过双向转诊渠道
		新农合门诊患者，实现90%通过县级及基层医疗机构和二甲以下的民营医疗机构向上转诊
		城镇医保患者需跨县域上转，实现90%以上通过属地县级医院进行转诊

二、省属、中央驻川医疗机构

（一） 分级诊疗 工作管理	1. 组织管理	成立分级诊疗制度实施领导小组和办事机构，医院领导亲自负责相关工作
		落实专人具体负责
		每季度召开专题会议或重要会议中讨论分级诊疗相关工作
		成立双向转诊管理机构，指定专职或兼职人员具体负责双向转诊工作
		在门急诊挂号室、取药处、入院手续办理处、出院结算处等区域设立双向转诊接待窗口，提供转诊服务、政策宣传和信息咨询

续表

（一） 分级诊疗 工作管理	2. 建章立制	每年初合理制定分级诊疗年度工作计划，提出具体任务、目标
		制定本单位双向转诊工作制度及工作流程，做好与下级医疗机构签订双向转诊的相关事宜
	3. 信息报送	根据省卫生计生委要求，做好分级诊疗相关信息的统计报送工作
（二） 落实分级诊疗 相关制度	1. 建立绿色通道	开设专门的转诊绿色通道，有序接受下级医疗机构上转患者，保障上转患者优先接受各类诊疗服务
	2. 保障转诊预约诊疗	将本单位30%的专家门诊号源预留给签订了转诊协议的下级医疗机构优先使用
	3. 共享转诊病历信息	对需要转诊的患者，将患者的病历、病史等相关信息提供给转入医疗机构
	4. 患者知情权	落实转诊患者知情同意权，转诊前必须征的患者同意
	5. 规范转诊	严格执行国家及省对双向转诊的相关要求，严格执行双向转诊指南，执行相关转诊程序，落实转诊前医疗机构责任制等相关制度
		严格执行国家及省在分级诊疗方面的其他要求

续表

（三）政策宣传	1. 新农合政策		结合分级诊疗有关要求，积极对群众开展新农合报销政策的宣传讲解工作，力争做到政策家喻户晓
	2. 城镇医保政策		结合分级诊疗有关要求，积极对群众开展城镇医保报销政策的宣传讲解工作，力争做到政策家喻户晓
	3. 价格梯度		结合分级诊疗有关要求，积极对群众开展不同级别医疗机构价格梯度的宣传讲解工作，力争做到政策家喻户晓
	4. 分级诊疗制度		结合国家及省相关要求，通过横幅、板报、LED、发放分级诊疗宣传手册、分级诊疗流程卡等多种形式，在本单位积极开展分级诊疗制度宣传工作
（四）促进基层服务能力提升	发挥国家及省区域医疗中心辐射作用		通过开展住院医师规范化培训、县级医院骨干医师培训、远程会诊、对口支援、接受进修等方式，多措并举，加强对基层医疗机构的指导、帮带，提升基层医疗机构服务能力

三、县级及基层医疗机构

（一）分级诊疗工作管理	1. 组织管理	成立分级诊疗制度实施领导小组和办事机构，医院领导亲自负责相关工作
		落实专人具体负责
		每季度召开专题会议或重要会议中讨论分级诊疗相关工作
		成立双向转诊管理机构，指定专职或兼职人员具体负责双向转诊工作

续表

（一） 分级诊疗 工作管理		合理制订分级诊疗年度工作计划，提出具体任务、目标
	2. 建章立制	科学合理地制订本单位双向转诊工作制度及工作流程，做好与上（下）级医疗机构签订双向转诊协议的相关事宜
	3. 信息报送	根据省卫生计生委要求，做好分级诊疗相关信息的统计报送工作
（二） 落实分级诊疗 相关制度	1. 首诊责任制	严格落实首诊责任制相关要求
	2. 建立绿色通道	开设专门的转诊绿色通道，有序接受转诊患者
	3. 共享转诊病历信息	对需要转诊的患者，将患者的病历、病史等相关信息提供给转入医疗机构
	4. 患者知情权	落实转诊患者知情同意权，转诊前必须征得患者同意
	5. 规范转诊	严格执行国家及省对双向转诊的相关要求，严格执行双向转诊指南，执行相关转诊程序，落实转诊前医疗机构责任制等相关制度
		严格执行国家及省在分级诊疗方面的相关要求

续表

（三）政策宣传	1. 新农合政策	结合分级诊疗有关要求，积极对群众开展新农合报销政策的宣传讲解工作，力争做到政策家喻户晓
	2. 城镇医保政策	结合分级诊疗有关要求，积极对群众开展城镇医保报销政策的宣传讲解工作，力争做到政策家喻户晓
	3. 不同级别医疗机构价格梯度	结合分级诊疗有关要求，积极对群众开展不同级别医疗机构价格梯度的宣传讲解工作，力争做到政策家喻户晓
	4. 分级诊疗制度	结合国家及省相关要求，通过横幅、板报、LED、发放分级诊疗宣传手册、分级诊疗流程卡等多种形式，在本单位积极开展分级诊疗制度宣传工作
	5. 本单位建设情况	采取多种方式向患者宣传本单位建设相关情况，包括重点专科发展、基本药物配制、对口支援关系建立、远程会诊系统等，提升群众认可
（四）能力建设	加快服务能力提升	严格执行住院医师规范化培训、城乡对口支援、骨干医师培训等项目要求，同时采取各种形式，加快本单位能力建设
（五）转诊工作实效	需达到的目标	经基层首诊且需要上转的患者，实现90%通过双向转诊渠道
		新农合门诊患者，实现90%通过县级及基层医疗机构和二甲以下的民营医疗机构向上转诊
		城镇医保患者需跨县域上转，实现90%以上通过属地县级医院进行转诊
		群众对本单位基层首诊、双向转诊满意度达80%以上

附录十九 《医疗质量管理办法》

医疗质量管理办法

第一章 总则

第一条 为加强医疗质量管理，规范医疗服务行为，保障医疗安全，根据有关法律法规，制定本办法。

第二条 本办法适用于各级卫生计生行政部门以及各级各类医疗机构医疗质量管理工作。

第三条 国家卫生计生委负责全国医疗机构医疗质量管理工作。

县级以上地方卫生计生行政部门负责本行政区域内医疗机构医疗质量管理工作。

国家中医药管理局和军队卫生主管部门分别在职责范围内负责中医和军队医疗机构医疗质量管理工作。

第四条 医疗质量管理是医疗管理的核心，各级各类医疗机构是医疗质量管理的第一责任主体，应当全面加强医疗质量管理，持续改进医疗质量，保障医疗安全。

第五条 医疗质量管理应当充分发挥卫生行业组织的作用，各级卫生计生行政部门应当为卫生行业组织参与医疗质量管理创造条件。

第二章 组织机构和职责

第六条 国家卫生计生委负责组织或者委托专业机构、行业组织（以下称专业机构）制订医疗质量管理相关制度、规范、标准和指南，指导地方各级卫生计生行政部门和医疗机构开展医疗质量管理与控制工作。省级卫生计生行政部门可以根据本地区实际，制订行政区域医疗质量管理相关制度、规范和具体实施方案。

县级以上地方卫生计生行政部门在职责范围内负责监督、指导医疗机构落实医疗质量管理有关规章制度。

第七条 国家卫生计生委建立国家医疗质量管理与控制体系，完善医疗质量控制与持续改进的制度和工作机制。

各级卫生计生行政部门组建或者指定各级、各专业医疗质量控制组织（以下称质控组织）落实医疗质量管理与控制的有关工作要求。

第八条 国家级各专业质控组织在国家卫生计生委指导下，负责制订全国统一的质控指标、标准和质量管理要求，收集、分析医疗质量数据，定期发布质控信息。

省级和有条件的地市级卫生计生行政部门组建相应级别、专业的质控组织，开展医疗质量管理与控制工作。

第九条 医疗机构医疗质量管理实行院、科两级责任制。

医疗机构主要负责人是本机构医疗质量管理的第一责任人；临床科室以及药学、护理、医技等部门（以下称业务科室）主要负责人是本科室医疗质量管理的第一责任人。

第十条 医疗机构应当成立医疗质量管理专门部门，负责本机构的医疗质量管理工作。

二级以上的医院、妇幼保健院以及专科疾病防治机构（以下称二级以上医院）应当设立医疗质量管理委员会。医疗质量管理委员会主任由医疗机构主要负责人担任，委员由医疗管理、质量控制、护理、医院感染管理、医学工程、信息、后勤等相关职能部门负责人以及相关临床、药学、医技等科室负责人组成，指定或者成立专门部门具体负责日常管理工作。其他医疗机构应当设立医疗质量管理工作小组或者指定专（兼）职人员，负责医疗质量具体管理工作。

第十一条 医疗机构医疗质量管理委员会的主要职责是：

（一）按照国家医疗质量管理的有关要求，制订本机构医疗质量管理制度并组织实施；

（二）组织开展本机构医疗质量监测、预警、分析、考核、评估以及反馈工作，定期发布本机构质量管理信息；

（三）制订本机构医疗质量持续改进计划、实施方案并组织实施；

（四）制订本机构临床新技术引进和医疗技术临床应用管理相关工作制度并组织实施；

（五）建立本机构医务人员医疗质量管理相关法律、法规、规章制度、技术规范的培训制度，制订培训计划并监督实施；

（六）落实省级以上卫生计生行政部门规定的其他内容。

第十二条 二级以上医院各业务科室应当成立本科室医疗质量管理工作小组，组长由科室主要负责人担任，指定专人负责日常具体工作。医疗质量管理工作小组主要职责是：

（一）贯彻执行医疗质量管理相关的法律、法规、规章、规范性文件和本科室医疗质量管理制度；

（二）制订本科室年度质量控制实施方案，组织开展科室医疗质量管理与控制工作；

（三）制订本科室医疗质量持续改进计划和具体落实措施；

（四）定期对科室医疗质量进行分析和评估，对医疗质量薄弱环节提出整改措施并组织实施；

（五）对本科室医务人员进行医疗质量管理相关法律、法规、规章制度、技术规范、标准、诊疗常规及指南的培训和宣传教育；

（六）按照有关要求报送本科室医疗质量管理相关信息。

第十三条 各级卫生计生行政部门和医疗机构应当建立健全医疗质量管理人员的培养和考核制度，充分发挥专业人员在医疗质量管理工作中的作用。

第三章 医疗质量保障

第十四条 医疗机构应当加强医务人员职业道德教育，发扬救死扶伤的人道主义精神，坚持"以患者为中心"，尊重患者权利，履行防病治病、救死扶伤、保护人民健康的神圣职责。

第十五条 医务人员应当恪守职业道德，认真遵守医疗质量管理相关法律法规、规范、标准和本机构医疗质量管理制度的规定，规范临床诊疗行为，保障医疗质量和医疗安全。

第十六条 医疗机构应当按照核准登记的诊疗科目执业。卫生技术人员开展诊疗活动应当依法取得执业资质，医疗机构人力资源配备应当满足临床工作需要。

医疗机构应当按照有关法律法规、规范、标准要求，使用经批准的药品、医疗器械、耗材开展诊疗活动。

医疗机构开展医疗技术应当与其功能任务和技术能力相适应，按照国家关于医疗技术和手术管理有关规定，加强医疗技术临床应用管理。

第十七条 医疗机构及其医务人员应当遵循临床诊疗指南、临床技术操作规范、行业标准和临床路径等有关要求开展诊疗工作，严格遵守医疗质量安全核心制度，做到合理检查、合理用药、合理治疗。

第十八条 医疗机构应当加强药学部门建设和药事质量管理，提升临床药学服务能力，推行临床药师制，发挥药师在处方审核、处方点评、药学监护等合理用药管理方面的作用。临床诊断、预防和治疗疾病用药应当遵循安全、有效、经济的合理用药原则，尊重患者对药品使用的知情权。

第十九条 医疗机构应当加强护理质量管理，完善并实施护理相关工作制度、技术规范和护理指南；加强护理队伍建设，创新管理方法，持续改善护理质量。

第二十条 医疗机构应当加强医技科室的质量管理，建立覆盖检查、检验全过程的质量管理制度，加强室内质量控制，配合做好室间质量评价工作，促进临床检查检验结果互认。

第二十一条　医疗机构应当完善门急诊管理制度，规范门急诊质量管理，加强门急诊专业人员和技术力量配备，优化门急诊服务流程，保证门急诊医疗质量和医疗安全，并把门急诊工作质量作为考核科室和医务人员的重要内容。

第二十二条　医疗机构应当加强医院感染管理，严格执行消毒隔离、手卫生、抗菌药物合理使用和医院感染监测等规定，建立医院感染的风险监测、预警以及多部门协同干预机制，开展医院感染防控知识的培训和教育，严格执行医院感染暴发报告制度。

第二十三条　医疗机构应当加强病历质量管理，建立并实施病历质量管理制度，保障病历书写客观、真实、准确、及时、完整、规范。

第二十四条　医疗机构及其医务人员开展诊疗活动，应当遵循患者知情同意原则，尊重患者的自主选择权和隐私权，并对患者的隐私保密。

第二十五条　医疗机构开展中医医疗服务，应当符合国家关于中医诊疗、技术、药事等管理的有关规定，加强中医医疗质量管理。

第四章　医疗质量持续改进

第二十六条　医疗机构应当建立本机构全员参与、覆盖临床诊疗服务全过程的医疗质量管理与控制工作制度。医疗机构应当严格按照卫生计生行政部门和质控组织关于医疗质量管理控制工作的有关要求，积极配合质控组织开展工作，促进医疗质量持续改进。

医疗机构应当按照有关要求，向卫生计生行政部门或者质控组织及时、准确地报送本机构医疗质量安全相关数据信息。

医疗机构应当熟练运用医疗质量管理工具开展医疗质量管理与自我评价，根据卫生计生行政部门或者质控组织发布的质控指标和标准完善本机构医疗质量管理相关指标体系，及时收集相关信息，形成本机构医疗质量基础数据。

第二十七条　医疗机构应当加强临床专科服务能力建设，重视专科协同发展，制订专科建设发展规划并组织实施，推行"以患者为中心、以疾病为链条"的多学科诊疗模式。加强继续医学教育，重视人才培养、临床技术创新性研究和成果转化，提高专科临床服务能力与水平。

第二十八条　医疗机构应当加强单病种质量管理与控制工作，建立本机构单病种管理的指标体系，制订单病种医疗质量参考标准，促进医疗质量精细化管理。

第二十九条　医疗机构应当制订满意度监测指标并不断完善，定期开展患者和员工满意度监测，努力改善患者就医体验和员工执业感受。

第三十条　医疗机构应当开展全过程成本精确管理，加强成本核算、过程控制、细节管理和量化分析，不断优化投入产出比，努力提高医疗资源利用效率。

第三十一条　医疗机构应当对各科室医疗质量管理情况进行现场检查和抽查，建立本机构医疗质量内部公示制度，对各科室医疗质量关键指标的完成情况予以内部公示。

医疗机构应当定期对医疗卫生技术人员开展医疗卫生管理法律法规、医院管理制度、医疗质量管理与控制方法、专业技术规范等相关内容的培训和考核。

医疗机构应当将科室医疗质量管理情况作为科室负责人综合目标考核以及聘任、晋升、评先评优的重要指标。

医疗机构应当将科室和医务人员医疗质量管理情况作为医师定期考核、晋升以及科室和医务人员绩效考核的重要依据。

第三十二条　医疗机构应当强化基于电子病历的医院信息平台

建设，提高医院信息化工作的规范化水平，使信息化工作满足医疗质量管理与控制需要，充分利用信息化手段开展医疗质量管理与控制。建立完善医疗机构信息管理制度，保障信息安全。

第三十三条　医疗机构应当对本机构医疗质量管理要求执行情况进行评估，对收集的医疗质量信息进行及时分析和反馈，对医疗质量问题和医疗安全风险进行预警，对存在的问题及时采取有效干预措施，并评估干预效果，促进医疗质量的持续改进。

第五章　医疗安全风险防范

第三十四条　国家建立医疗质量（安全）不良事件报告制度，鼓励医疗机构和医务人员主动上报临床诊疗过程中的不良事件，促进信息共享和持续改进。

医疗机构应当建立医疗质量（安全）不良事件信息采集、记录和报告相关制度，并作为医疗机构持续改进医疗质量的重要基础工作。

第三十五条　医疗机构应当建立药品不良反应、药品损害事件和医疗器械不良事件监测报告制度，并按照国家有关规定向相关部门报告。

第三十六条　医疗机构应当提高医疗安全意识，建立医疗安全与风险管理体系，完善医疗安全管理相关工作制度、应急预案和工作流程，加强医疗质量重点部门和关键环节的安全与风险管理，落实患者安全目标。医疗机构应当提高风险防范意识，建立完善相关制度，利用医疗责任保险、医疗意外保险等风险分担形式，保障医患双方合法权益。制订防范、处理医疗纠纷的预案，预防、减少医疗纠纷的发生。完善投诉管理，及时化解和妥善处理医疗纠纷。

第六章　监督管理

第三十七条　县级以上地方卫生计生行政部门负责对本行政区

域医疗机构医疗质量管理情况的监督检查。医疗机构应当予以配合，不得拒绝、阻碍或者隐瞒有关情况。

第三十八条　县级以上地方卫生计生行政部门应当建立医疗机构医疗质量管理评估制度，可以根据当地实际情况，组织或者委托专业机构，利用信息化手段开展第三方评估工作，定期在行业内发布评估结果。

县级以上地方卫生计生行政部门和各级质控组织应当重点加强对县级医院、基层医疗机构和民营医疗机构的医疗质量管理和监督。

第三十九条　国家卫生计生委依托国家级人口健康信息平台建立全国医疗质量管理与控制信息系统，对全国医疗质量管理的主要指标信息进行收集、分析和反馈。

省级卫生计生行政部门应当依托区域人口健康信息平台，建立本行政区域的医疗质量管理与控制信息系统，对本行政区域医疗机构医疗质量管理相关信息进行收集、分析和反馈，对医疗机构医疗质量进行评价，并实现与全国医疗质量管理与控制信息系统互连互通。

第四十条　各级卫生计生行政部门应当建立医疗机构医疗质量管理激励机制，采取适当形式对医疗质量管理先进的医疗机构和管理人员予以表扬和鼓励，积极推广先进经验和做法。

第四十一条　县级以上地方卫生计生行政部门应当建立医疗机构医疗质量管理情况约谈制度。对发生重大或者特大医疗质量安全事件、存在严重医疗质量安全隐患，或者未按要求整改的各级各类医疗机构负责人进行约谈；对造成严重后果的，予以通报，依法处理，同时报上级卫生计生行政部门备案。

第四十二条　各级卫生计生行政部门应当将医疗机构医疗质量管理情况和监督检查结果纳入医疗机构及其主要负责人考核的关键指标，并与医疗机构校验、医院评审、评价以及个人业绩考核相结合。考核不合格的，视情况对医疗机构及其主要负责人进行处理。

第七章　法律责任

第四十三条　医疗机构开展诊疗活动超出登记范围、使用非卫生技术人员从事诊疗工作、违规开展禁止或者限制临床应用的医疗技术、使用不合格或者未经批准的药品、医疗器械、耗材等开展诊疗活动的，由县级以上地方卫生计生行政部门依据国家有关法律法规进行处理。

第四十四条　医疗机构有下列情形之一的，由县级以上卫生计生行政部门责令限期改正；逾期不改的，给予警告，并处3万元以下罚款；对公立医疗机构负有责任的主管人员和其他直接责任人员，依法给予处分。

（一）未建立医疗质量管理部门或者未指定专（兼）职人员负责医疗质量管理工作的；

（二）未建立医疗质量管理相关规章制度的；

（三）医疗质量管理制度不落实或者落实不到位，导致医疗质量管理混乱的；

（四）发生重大医疗质量安全事件隐匿不报的；

（五）未按照规定报送医疗质量安全相关信息的；

（六）其他违反本办法规定的行为。

第四十五条　医疗机构执业的医师、护士在执业活动中，有下列行为之一的，由县级以上地方卫生计生行政部门依据《执业医师法》、《护士条例》等有关法律法规的规定进行处理；构成犯罪的，依法追究刑事责任：

（一）违反卫生法律、法规、规章制度或者技术操作规范，造成严重后果的；

（二）由于不负责任延误急危患者抢救和诊治，造成严重后果的；

（三）未经亲自诊查，出具检查结果和相关医学文书的；

（四）泄露患者隐私，造成严重后果的；

（五）开展医疗活动未遵守知情同意原则的；

（六）违规开展禁止或者限制临床应用的医疗技术、不合格或者未经批准的药品、医疗器械、耗材等开展诊疗活动的；

（七）其他违反本办法规定的行为。

其他卫生技术人员违反本办法规定的，根据有关法律、法规的规定予以处理。

第四十六条 县级以上地方卫生计生行政部门未按照本办法规定履行监管职责，造成严重后果的，对直接负责的主管人员和其他直接责任人员依法给予行政处分。

第八章 附 则

第四十七条 本办法下列用语的含义：

（一）医疗质量：指在现有医疗技术水平及能力、条件下，医疗机构及其医务人员在临床诊断及治疗过程中，按照职业道德及诊疗规范要求，给予患者医疗照顾的程度。

（二）医疗质量管理：指按照医疗质量形成的规律和有关法律、法规要求，运用现代科学管理方法，对医疗服务要素、过程和结果进行管理与控制，以实现医疗质量系统改进、持续改进的过程。

（三）医疗质量安全核心制度：指医疗机构及其医务人员在诊疗活动中应当严格遵守的相关制度，主要包括：首诊负责制度、三级查房制度、会诊制度、分级护理制度、值班和交接班制度、疑难病例讨论制度、急危重患者抢救制度、术前讨论制度、死亡病例讨论制度、查对制度、手术安全核查制度、手术分级管理制度、新技术和新项目准入制度、危急值报告制度、病历管理制度、抗菌药物分级管理制度、临床用血审核制度、信息安全管理制度等。

（四）医疗质量管理工具：指为实现医疗质量管理目标和持续改进所采用的措施、方法和手段，如全面质量管理（TQC）、质量环（PDCA循环）、品管圈（QCC）、疾病诊断相关组（DRGs）绩效评价、单病种管理、临床路径管理等。

第四十八条 本办法自2016年11月1日起施行。

（源自：中华人民共和国国家卫生和计划生育委员会令，第10号）

附录二十 《成都市医疗质量控制中心管理细则(试行)》

《成都市医疗质量控制中心管理细则(试行)》

第一章 总 则

第一条 为加强医疗质量控制中心(以下简称"质控中心")标准化、规范化、科学化管理,促进质控中心建设和发展,推动医疗机构相关专业医疗质量持续改进,根据《医疗机构管理条例》《四川省医疗机构管理条例》和《医疗质量控制中心管理办法(试行)》,制定本细则。

第二条 本细则所称质控中心(不含中医类质控中心)是指由成都市卫生健康委员会(以下简称"市卫健委")设立的负责全市各级各类医疗卫生机构相关专业医疗质量管理与控制的组织。

第三条 各区(市)县卫健局根据辖区实际情况,参照设置相关专业医疗质量控制分中心(以下简称"质控分中心"),负责辖区内相关专业医疗质量管理与控制。质控分中心接受相关专业质控中心的业务指导。

第四条 质控中心与质控分中心共同组成本市医疗质量控制网络,实行市、区(市)县两级管理。质控中心的质控范围由市卫健委确定,每年督导全市50%的区(市)县,两年内完成督导检查全覆盖。质控分中心的质控范围由各(区)市县卫健局根据辖区医疗机构设置情况统筹安排,原则上两年内完成对本辖区县级及以下卫生机构督导检查全覆盖。

第二章 职　　责

第五条 市卫健委负责全市质控中心的规划、设置、管理与考核，指导全市医疗质量管理与控制工作，对各专业质控结果进行系统内通报或社会公示。市卫健委成立成都市医疗质量控制办公室（以下简称"市质控办"），设在医政医管处，处长兼任市质控办主任。市质控办主要职责是：

（一）指导全市质控中心制定发展规划、质控标准和日常事务管理；

（二）对全市质控中心工作进行评估、检查和考核；

（三）汇总各质控中心督查结果，整理形成质控简讯或情况通报。对于督查不合格或存在严重质控问题的医疗卫生机构，将相关情况报市卫健委审核同意后向相关医疗卫生机构下达整改通知书。与卫生健康监督机构及相关协（学）会等建立信息沟通和联动工作机制；

（四）指导区（市）县质控分中心的组建及运行；

（五）完成市卫健委交办的其他工作。

第六条 各质控中心经市卫健委批准成立，按照市卫健委要求开展相关专业的医疗质量控制工作，推动全市医疗质量的持续改进。主要职责是：

（一）参照四川省医疗质控工作要求和标准，结合本市实际，拟订成都市相关专业医疗质控指标、标准和质量管理要求；

（二）拟订及实施相关专业医疗质控计划，开展医疗质控督查，及时反馈督查结果；

（三）对医疗机构进行医疗质控指导，督促医疗机构落实质控督查整改建议，追踪回访整改落实情况；对质控过程中发现的问题及时上报市质控办；

（四）完善相关专业质控工作网络，指导质控分中心开展工作；开展我市相关专业人员的质控培训；

（五）推进相关专业信息化建设，建立相关专业质控信息资料数据库。收集、分析医疗质量数据，定期上报医疗质控信息；

（六）协助市卫健委对相关专业设置规划、基本建设标准、人员资质、相关技术、设备应用等进行调研论证，提供决策依据；

（七）完成市卫健委、市质控办交办的其他工作。

第七条 质控中心实行主任负责制。质控中心主任的职责是：

（一）负责组织本专业质量控制的日常工作；

（二）组织本专业质控中心成员学习贯彻执行医疗卫生有关法律法规、部门规章、技术规范、指南和标准；

（三）组织制订本专业医疗质量考核指标和质量信息体系，制订质控实施方案；

（四）组织开展本专业医疗质量信息收集、统计、分析和评价，对质控信息真实性进行抽查复核；

（五）组织学习和推广国内外本专业适宜新技术、新方法；

（六）定期向市卫健委报告本专业质控情况、存在问题、对策、意见和建议；

（七）完成市卫健委交办的其他工作。

第八条 各区（市）县卫健局、各医疗机构应指定专人担任质控工作联络员，负责与市质控办、质控中心及质控分中心的沟通联系及本辖区（本单位）的质控管理工作。

第三章 设 置

第九条 市卫健委根据本市医疗质量管理与控制需要,设置、撤销或整合质控中心。同一专业原则上只设一个质控中心。

第十条 符合下列条件的医疗卫生机构可以向市卫健委申请承担质控中心的工作:

(一)三级甲等综合医院或具备相应技术和管理能力(相应专科技术水平)的专科医院及其他医疗卫生单位;

(二)所申请专业综合实力较强,在本市具有明显优势和影响力,为市级以上重点学(专)科;

(三)所申请专业应根据国家质量管理体系、诊疗技术规范、质量控制标准等建立对应制度,并有良好的质量管理成效,两年内未发生重大医疗质量安全事件;

(四)具备开展质控工作所需的办公场所、设备、经费和必要的专(兼)职人员等。

第十一条 质控中心设立主任1名,根据情况设立副主任1~2名,专职秘书1名。质控中心主任由承担质控中心的单位推荐,报请市卫健委审核批准。需具备以下条件:

(一)是本专业的学科带头人,在本市有较高学术地位和威望,或担任(曾经担任)全省或本市医学会等学会、协会相应专业的主任或副主任委员;

(二)有良好的职业道德和较强的事业心、责任感;有较强的组织协调和管理能力,在同行中享有较高威望;

(三)年龄不超过60岁,身体健康,有开展质控中心工作的时间保证,能够胜任本专业质控工作;

(四)熟悉医疗质量管理的法律法规、技术规范和相关管理工作,两年内未受到卫生健康行政部门行政处罚,没有不良执业记录。

第十二条 质控中心专家由各相关医疗机构推荐,各质控中心根据"公平、公正、公开"和兼顾系统平衡的原则审核确定,并报市质控办备案。质控中心专家负责对全市质控工作提供技术支持,参与本专业质控决策,并按照质控中心安排参加各项质控工作。质控中心专家原则上应当具备以下基本条件:

(一)具有高度责任心,能够坚持客观、公正、实事求是的科学态度,认真、诚实、廉洁地履行职责;

(二)熟悉相关政策和医疗卫生有关法律法规和专业知识,能够准确把握本领域本专业工作内涵,专业标准、方法及相关要求,在本行业领域、本专业有较深造诣,原则上具有相应专业副高及以上技术职称;

(三)有较强的语言、文字表达能力;

(四)身体健康,能够胜任专家工作;

(五)符合法律法规的相关规定和要求。

第四章 运 行

第十三条 质控中心应当按计划开展年度质控工作。于每年11月底前向市质控办报送上一年度工作总结、下一年度工作计划、摸底排查报告、资金使用情况及质控检查分析报告,报告应有明确的结论。

第十四条 质控中心每年至少开展2次质控培训,培训内容应包括本专业的质控标准、薄弱环节、改进措施等内容。

第十五条 质控中心每年开展质控督查,2年内实现督查全覆盖,督查前应制定督查方案,报市质控办审核。鼓励以信息化为手段进行督查。市质控办应对各质控中心督查方案进行统筹整合，尽量减少对医疗机构正常医疗工作的影响。各区（市）县卫健局和相关医疗机构应配合质控中心的督查工作。第十六条 质控中心应在每次督查结束后1个月内将质控督查结果报市质控办。

第十七条 在督查过程中发现的问题，质控中心应保留客观证据，当场指导、要求医疗机构改正；对于督查不合格或存在严重质控问题的，质控中心应将相关情况报市质控办审核同意后向医疗机构出具整改通知书。医疗机构应根据整改通知的要求，切实落实整改工作，并向质控中心和市质控办书面报告整改情况。质控中心负责对医疗机构整改落实情况进行回访。

第十八条 相关质控信息文档（纸质版和电子版）由质控中心妥善保存，保存期限不少于5年。

第十九条 质控中心应当充分认识医疗质量数据对于质控工作的意义和作用，注重利用信息化手段加强质控工作，加强数据信息挖掘和利用，推动质控工作信息化、精细化、科学化。在数据收集和使用过程中，应当加强数据安全管理，保护患者个人隐私，落实数据资源安全责任制。

第五章 管 理

第二十条 质控中心由市卫健委和承担单位给予经费保障，按规定使用相关经费，自觉接受卫健、财政、审计、监察等部门监督检查。具体经费管理规定另行制订。

第二十一条 质控中心应当严格按照相关规定开展工作：

（一）不得以质控中心名义开展与质控工作无关的活动；

（二）不得以质控中心名义使用企业赞助或其他社会渠道来

源的经费开展工作；

（三）不得以质控中心名义主办或者参与向任何单位、个人收费的营利性活动；

（四）不得以质控中心名义颁发各类证书或者专家聘书；

（五）不得利用医疗质量数据资源进行违法活动；

（六）不得在没有安全保障的网络环境中传输、分析涉及患者个人隐私数据；

（七）各质控中心应当在规定范围内使用数据资源，不得用于与质控工作无关的其他研究，严格控制数据资源获取和使用权限，未经市卫健委同意不得向第三方传输、公开、披露数据资源。

第二十二条　各承担单位要加强对质控中心的管理，明确分管领导和职能管理部门，积极支持质控中心开展工作，要为质控中心提供必要的条件，包括办公场所、办公设备、专职工作人员等，要保证配套资金支持，保证质控中心开展工作的材料费、差旅费、会议费、培训会、车辆使用等必要的工作费用。

第二十三条　市卫健委对质控中心承担单位、质控中心主任实行动态管理。

（一）质控中心承担单位和质控中心主任每届任期4年。

（二）质控中心主任在任期内如因工作变动、健康等原因不能履行主任工作，可由承担单位重新推荐人选，经市卫健委批准后担任主任，直至本届任期结束。承担单位推荐人选不符合质控中心主任条件或无法承担质控中心主任工作职责，市卫健委予以重新遴选质控中心承担单位及主任。

（三）市质控办负责定期对各质控中心年度工作进行考核。连续两年考核后三位的质控中心由承担单位重新遴选质控中心主任。

第二十四条 质控中心发生以下情况之一的，年度考核定为不合格；问题严重者，由市卫健委另行组织遴选质控中心承担单位。

（一）未按照质控工作计划完成工作任务。

（二）质控中心无正当理由不参加年度考核。

（三）质控中心主任在工作中发生违规违纪，受到行政处罚。

（四）质控中心承担单位所在相关专业科室发生重大医疗质量安全事件。

（五）质控中心承担单位不能按规定支持质控中心工作或匹配的专项经费不能及时到位。

第二十五条 质控中心承担单位变更时，相关质控管理工作及资料应于市卫健委发布变更结果后1个月内妥善、完整地进行交接。

第六章 附 则

第二十六条 本细则由市卫健委负责解释。

第二十七条 各区（市）县质控分中心的规划、设置、管理与考核参照本细则执行。

第二十八条 本细则自下发之日起施行，原《成都市医疗质量控制中心管理细则》（成卫计办〔2016〕170号）同时废止。

附录二十一 《医疗器械使用质量监督管理办法》

《医疗器械使用质量监督管理办法》

第一章 总 则

第一条 为加强医疗器械使用质量监督管理，保证医疗器械使用安全、有效，根据《医疗器械监督管理条例》，制定本办法。

第二条 使用环节的医疗器械质量管理及其监督管理，应当遵守本办法。

第三条 国家食品药品监督管理总局负责全国医疗器械使用质量监督管理工作。县级以上地方食品药品监督管理部门负责本行政区域的医疗器械使用质量监督管理工作。

上级食品药品监督管理部门负责指导和监督下级食品药品监督管理部门开展医疗器械使用质量监督管理工作。

第四条 医疗器械使用单位应当按照本办法，配备与其规模相适应的医疗器械质量管理机构或者质量管理人员，建立覆盖质量管理全过程的使用质量管理制度，承担本单位使用医疗器械的质量管理责任。

鼓励医疗器械使用单位采用信息化技术手段进行医疗器械质量管理。

第五条 医疗器械生产经营企业销售的医疗器械应当符合强制性标准以及经注册或者备案的产品技术要求。医疗器械生产经营企业应当按照与医疗器械使用单位的合同约定，提供医疗器械售后服务，指导和配合医疗器械使用单位开展质量管理工作。

第六条 医疗器械使用单位发现所使用的医疗器械发生不良事

件或者可疑不良事件的，应当按照医疗器械不良事件监测的有关规定报告并处理。

第二章 采购、验收与贮存

第七条 医疗器械使用单位应当对医疗器械采购实行统一管理，由其指定的部门或者人员统一采购医疗器械，其他部门或者人员不得自行采购。

第八条 医疗器械使用单位应当从具有资质的医疗器械生产经营企业购进医疗器械，索取、查验供货者资质、医疗器械注册证或者备案凭证等证明文件。对购进的医疗器械应当验明产品合格证明文件，并按规定进行验收。对有特殊储运要求的医疗器械还应当核实储运条件是否符合产品说明书和标签标示的要求。

第九条 医疗器械使用单位应当真实、完整、准确地记录进货查验情况。进货查验记录应当保存至医疗器械规定使用期限届满后2年或者使用终止后2年。大型医疗器械进货查验记录应当保存至医疗器械规定使用期限届满后5年或者使用终止后5年；植入性医疗器械进货查验记录应当永久保存。

医疗器械使用单位应当妥善保存购入第三类医疗器械的原始资料，确保信息具有可追溯性。

第十条 医疗器械使用单位贮存医疗器械的场所、设施及条件应当与医疗器械品种、数量相适应，符合产品说明书、标签标示的要求及使用安全、有效的需要；对温度、湿度等环境条件有特殊要求的，还应当监测和记录贮存区域的温度、湿度等数据。

第十一条 医疗器械使用单位应当按照贮存条件、医疗器械有效期限等要求对贮存的医疗器械进行定期检查并记录。

第十二条 医疗器械使用单位不得购进和使用未依法注册或者备案、无合格证明文件以及过期、失效、淘汰的医疗器械。

第三章 使用、维护与转让

第十三条 医疗器械使用单位应当建立医疗器械使用前质量检查制度。在使用医疗器械前，应当按照产品说明书的有关要求进行检查。

使用无菌医疗器械前，应当检查直接接触医疗器械的包装及其有效期限。包装破损、标示不清、超过有效期限或者可能影响使用安全、有效的，不得使用。

第十四条 医疗器械使用单位对植入和介入类医疗器械应当建立使用记录，植入性医疗器械使用记录永久保存，相关资料应当纳入信息化管理系统，确保信息可追溯。

第十五条 医疗器械使用单位应当建立医疗器械维护维修管理制度。对需要定期检查、检验、校准、保养、维护的医疗器械，应当按照产品说明书的要求进行检查、检验、校准、保养、维护并记录，及时进行分析、评估，确保医疗器械处于良好状态。

对使用期限长的大型医疗器械，应当逐台建立使用档案，记录其使用、维护等情况。记录保存期限不得少于医疗器械规定使用期限届满后5年或者使用终止后5年。

第十六条 医疗器械使用单位应当按照产品说明书等要求使用医疗器械。一次性使用的医疗器械不得重复使用，对使用过的应当按照国家有关规定销毁并记录。

第十七条 医疗器械使用单位可以按照合同的约定要求医疗器械生产经营企业提供医疗器械维护维修服务，也可以委托有条件和能力的维修服务机构进行医疗器械维护维修，或者自行对在用医疗器械进行维护维修。

医疗器械使用单位委托维修服务机构或者自行对在用医疗器械进行维护维修的，医疗器械生产经营企业应当按照合同的约定提供维护手册、维修手册、软件备份、故障代码表、备件清单、零部件、维修密码等维护维修必需的材料和信息。

第十八条　由医疗器械生产经营企业或者维修服务机构对医疗器械进行维护维修的，应当在合同中约定明确的质量要求、维修要求等相关事项，医疗器械使用单位应当在每次维护维修后索取并保存相关记录；医疗器械使用单位自行对医疗器械进行维护维修的，应当加强对从事医疗器械维护维修的技术人员的培训考核，并建立培训档案。

第十九条　医疗器械使用单位发现使用的医疗器械存在安全隐患的，应当立即停止使用，通知检修；经检修仍不能达到使用安全标准的，不得继续使用，并按照有关规定处置。

第二十条　医疗器械使用单位之间转让在用医疗器械，转让方应当确保所转让的医疗器械安全、有效，并提供产品合法证明文件。

转让双方应当签订协议，移交产品说明书、使用和维修记录档案复印件等资料，并经有资质的检验机构检验合格后方可转让。受让方应当参照本办法第八条关于进货查验的规定进行查验，符合要求后方可使用。

不得转让未依法注册或者备案、无合格证明文件或者检验不合格，以及过期、失效、淘汰的医疗器械。

第二十一条　医疗器械使用单位接受医疗器械生产经营企业或者其他机构、个人捐赠医疗器械的，捐赠方应当提供医疗器械的相关合法证明文件，受赠方应当参照本办法第八条关于进货查验的规定进行查验，符合要求后方可使用。

不得捐赠未依法注册或者备案、无合格证明文件或者检验不合格，以及过期、失效、淘汰的医疗器械。

医疗器械使用单位之间捐赠在用医疗器械的，参照本办法第二十条关于转让在用医疗器械的规定办理。

第四章 监督管理

第二十二条 食品药品监督管理部门按照风险管理原则，对使用环节的医疗器械质量实施监督管理。

设区的市级食品药品监督管理部门应当编制并实施本行政区域的医疗器械使用单位年度监督检查计划，确定监督检查的重点、频次和覆盖率。对存在较高风险的医疗器械、有特殊储运要求的医疗器械以及有不良信用记录的医疗器械使用单位等，应当实施重点监管。

年度监督检查计划及其执行情况应当报告省、自治区、直辖市食品药品监督管理部门。

第二十三条 食品药品监督管理部门对医疗器械使用单位建立、执行医疗器械使用质量管理制度的情况进行监督检查，应当记录监督检查结果，并纳入监督管理档案。

食品药品监督管理部门对医疗器械使用单位进行监督检查时，可以对相关的医疗器械生产经营企业、维修服务机构等进行延伸检查。

医疗器械使用单位、生产经营企业和维修服务机构等应当配合食品药品监督管理部门的监督检查，如实提供有关情况和资料，不得拒绝和隐瞒。

第二十四条 医疗器械使用单位应当按照本办法和本单位建立的医疗器械使用质量管理制度，每年对医疗器械质量管理工作进行全面自查，并形成自查报告。食品药品监督管理部门在监督检查中对医疗器械使用单位的自查报告进行抽查。

第二十五条 食品药品监督管理部门应当加强对使用环节医疗

器械的抽查检验。省级以上食品药品监督管理部门应当根据抽查检验结论，及时发布医疗器械质量公告。

第二十六条　个人和组织发现医疗器械使用单位有违反本办法的行为，有权向医疗器械使用单位所在地食品药品监督管理部门举报。接到举报的食品药品监督管理部门应当及时核实、处理。经查证属实的，应当按照有关规定对举报人给予奖励。

第五章　法律责任

第二十七条　医疗器械使用单位有下列情形之一的，由县级以上食品药品监督管理部门按照《医疗器械监督管理条例》第六十六条的规定予以处罚。

（一）使用不符合强制性标准或者不符合经注册或者备案的产品技术要求的医疗器械的；

（二）使用无合格证明文件、过期、失效、淘汰的医疗器械，或者使用未依法注册的医疗器械的。

第二十八条　医疗器械使用单位有下列情形之一的，由县级以上食品药品监督管理部门按照《医疗器械监督管理条例》第六十七条的规定予以处罚。

（一）未按照医疗器械产品说明书和标签标示要求贮存医疗器械的；

（二）转让或者捐赠过期、失效、淘汰、检验不合格的在用医疗器械的。

第二十九条　医疗器械使用单位有下列情形之一的，由县级以上食品药品监督管理部门按照《医疗器械监督管理条例》第六十八条的规定予以处罚。

（一）未建立并执行医疗器械进货查验制度，未查验供货者的资质，或者未真实、完整、准确地记录进货查验情况的；

（二）未按照产品说明书的要求进行定期检查、检验、校准、保养、维护并记录的；

（三）发现使用的医疗器械存在安全隐患未立即停止使用、通知检修，或者继续使用经检修仍不能达到使用安全标准的医疗器械的；

（四）未妥善保存购入第三类医疗器械的原始资料的；

（五）未按规定建立和保存植入和介入类医疗器械使用记录的。

第三十条　医疗器械使用单位有下列情形之一的，由县级以上食品药品监督管理部门责令限期改正，给予警告；拒不改正的，处1万元以下罚款。

（一）未按规定配备与其规模相适应的医疗器械质量管理机构或者质量管理人员，或者未按规定建立覆盖质量管理全过程的使用质量管理制度的；

（二）未按规定由指定的部门或者人员统一采购医疗器械的；

（三）购进、使用未备案的第一类医疗器械，或者从未备案的经营企业购进第二类医疗器械的；

（四）贮存医疗器械的场所、设施及条件与医疗器械品种、数量不相适应的，或者未按照贮存条件、医疗器械有效期限等要求对贮存的医疗器械进行定期检查并记录的；

（五）未按规定建立、执行医疗器械使用前质量检查制度的；

（六）未按规定索取、保存医疗器械维护维修相关记录的；

（七）未按规定对本单位从事医疗器械维护维修的相关技术人员进行培训考核、建立培训档案的；

（八）未按规定对其医疗器械质量管理工作进行自查、形成自查报告的。

第三十一条　医疗器械生产经营企业违反本办法第十七条规定，未按要求提供维护维修服务，或者未按要求提供维护维修所必需的材料和信息的,由县级以上食品药品监督管理部门给予警告,责令限期改正;情节严重或者拒不改正的,处5000元以上2万元以下罚款。

第三十二条 医疗器械使用单位、生产经营企业和维修服务机构等不配合食品药品监督管理部门的监督检查,或者拒绝、隐瞒、不如实提供有关情况和资料的,由县级以上食品药品监督管理部门责令改正,给予警告,可以并处2万元以下罚款。

第六章 附 则

第三十三条 用于临床试验的试验用医疗器械的质量管理,按照医疗器械临床试验等有关规定执行。

第三十四条 对使用环节的医疗器械使用行为的监督管理,按照国家卫生和计划生育委员会的有关规定执行。

第三十五条 本办法自2016年2月1日起施行。

(源自:国家食品药品监督管理总局令,第18号)

附录二十二 《四川省医疗机构日常监管暂行办法》

《四川省医疗机构日常监管暂行办法》

第一章 总 则

第一条 为加强医疗机构监督管理，规范医疗卫生服务行为，推进全省医药卫生体制综合改革，根据《医疗机构管理条例》、《医疗质量管理办法》等有关法律、法规及规章，结合四川实际，制定本办法。

第二条 本办法适用于全省行政区域内各级各类依法取得《医疗机构执业许可证》的医疗机构。

第三条 本办法所称日常监管是指卫生计生行政部门（含中医药管理部门，下同）对各级各类医疗机构落实卫生计生法律、法规、规章、规范标准和有关规范性文件的监督管理，不涉及注册管理、机构校验、安全生产、医疗纠纷属地化处理、行政管理体制等调整，各地应按照《四川省深化医药卫生体制综合改革试点方案》要求落实政府投入职责。

第四条 医疗机构日常监督管理应当遵循上划一级、双随机、重点突出、实事求是、客观公正、信息公开的原则。

第五条 省级卫生计生行政部门负责部省级医疗机构、九大区域医疗中心的监督管理工作；市级卫生计生行政部门负责市、县级医疗机构的监督管理工作；县级卫生计生行政部门负责基层医疗卫生机构、诊所、门诊部的监督管理工作；部门（军队）办、社会办医疗机构监督管理由其登记注册的卫生计生行政部门负责。

第六条 省、市、县级卫生计生行政部门实施医疗机构日常监督管理，在本行政区域内随机选取或依托"四川省医疗机构、医务人员、医疗行为综合监管平台"重点选取医疗机构，随机选派监管人员进行检查。

第七条 各级卫生计生行政部门在履行监管职责时，有权进入被检查单位调查取证，查阅或者复制有关资料和采集样本，责令违反法律法规的单位和个人停止违法行为。

第八条 各级各类医疗机构应当配合实施医疗机构日常监管工作，保障监管人员依法履行职责。

第二章 机构设置

第九条 各级卫生计生行政部门应成立医疗机构监督管理委员会，委员会主任由卫生计生行政部门主要负责人担任，成员为卫生计生行政部门班子成员和相关部门负责人，监督、医院、疾控、血站等卫生单位负责人，医疗质量控制中心负责人，可吸纳医疗专家、人大代表、政协委员、群众代表等参加。委员会下设办公室，办公室设在医政医管部门。

第十条 医疗机构监督管理委员会履行下列职责。

（一）听取医疗机构日常监管工作汇报；

（二）研究制定规范医疗机构管理的有效措施；

（三）研究决定实施医疗机构日常监管的年度计划和方案；

（四）研究监管成果运用，提出相关意见、建议；

（五）研究处理日常监管工作中的其他重要事项。

第十一条 医疗机构监督管理委员会办公室具体负责监督管理日常工作，履行下列职责。

（一）承担组织协调、综合规划、政策研究、督促指导等工作；

（二）按照监督管理委员会制定的年度实施计划或方案组织实

施日常监管工作；

（三）督促落实监督管理委员会议定事项；

（四）分析评估医疗机构日常监管情况；

（五）向监督管理委员会报告需研究解决的议题；

（六）向社会公布医疗机构监督举报电话"12320"，受理群众投诉举报，协调有关职能部门调查处理；

（七）承办监督管理委员会交办的其他事项。

第十二条　鼓励各级卫生计生行政部门依托有资质的相关部门、单位开展医疗机构日常监督管理。

第三章　监管比例

第十三条　各级医疗机构日常监管部门可根据工作实际和监管能力等情况确定检查比例，原则上省、市、县每年检查比例不少于30%（不包括重点监管医疗机构）。

第十四条　各级医疗机构日常监管部门每年应对纳入重点监管名单的医疗机构实现日常监管全覆盖。

第四章　监管内容

第十五条　各级医疗机构日常监管部门要有效利用各种监管途径和手段，对院领导班子及成员尤其是主要负责人进行任期和年度考核，对依法执业、医疗管理、医疗服务、经济运行、精准扶贫、指令性任务、党风廉政建设等重点环节和部位进行监督管理。

依法执业监管事项包括医疗机构和医务人员合法资质、医疗机构校验、诊疗科目登记、医疗技术应用、医院感染管理、手术医师授权等情况。

医疗管理监管事项包括坚持公益性、履行功能定位、落实核心制度、执行诊疗规范、合理用药管理、规范命名、推进"减量提质"、开展三、四级手术、限制性医疗技术备案、专科学科建设、推动收治患者病种结构变化、医疗质量持续改进等情况。

医疗服务监管事项包括开展临床路径、日间手术、预约诊疗、远程会诊、便民门诊，推行检查检验结果互认，落实院务公开，加强"三防"建设，完善医疗保险管理制度，规范院内投诉管理，落实医疗纠纷预防与处置、强化医疗安全风险防范，控制医疗费用不合理增长等情况。

经济运行监管事项包括严格执行国家财经法律法规，严格执行医疗收费标准，严格落实医保报销政策，优化固定资产使用效率，落实财务风险管控，规范使用重点项目资金，合理配备人力资源，三级医院设置总会计师，建立实施大型设备购置、工程项目的立项论证、效益评估制度等情况。

精准扶贫监管事项包括医疗机构落实脱贫攻坚相关要求，实施医疗卫生计生扶贫"五大行动"，尤其是开展医疗救助扶持行动，实现贫困患者就医精准识别，实行"先诊疗后结算"和"一站式"报销服务，严格控制贫困患者自费药械使用，落实"十免四补助"政策，实现年度医疗卫生计生扶贫目标等情况。

政府指令性任务监管事项包括推行分级诊疗，规范双向转诊，开展医师多点执业、城乡对口支援、医联体建设、义诊巡诊，深化医药卫生体制改革，承担传染病的发现、救治、报告、预防，严重精神障碍发病报告，开展食源性疾病监测、报告，参加所在辖区医疗紧急救治体系，完成突发公共事件紧急医疗救援以及其他公共卫生任务等情况。

党风廉政建设监管事项包括完善惩防体系建设，加强医德医风建设，落实"九不准"规定，规范领导干部权力运行，执行"三重一大"制度，深入治理医药购销领域商业贿赂，开展患者满意度调查和医务人员满意度调查，开展第三方行风政风测评等情况。

第十六条　各级医疗机构日常监管部门应制定医院领导班子任期目标考核指标体系，逐年实施考核，重点考核履行岗位职责的情况，客观评价医院领导班子的工作绩效、取得的社会效益和经济效益等。

第五章　监管要求

第十七条　各级医疗机构日常监管部门应当根据医疗机构类别、规模、管理水平、医疗安全状况等因素，结合"四川省医疗机构、医务人员、医疗行为综合监管平台"预警信息，编制年度日常监管计划或方案，组织实施医疗机构日常监管工作。

日常监管计划或方案应当包括监管事项、监管方式、监管频次以及抽查医疗机构类别、抽查比例等内容。

第十八条　省级医疗机构日常监管部门应根据法律、法规、规章，以及国家卫生计生委关于医疗机构监管的最新要求，制定全省医疗机构日常监管要点表，市、县两级可结合实际对日常监管要点表进行细化、补充，对各级各类医疗机构实施日常监督管理。

第十九条　各级医疗机构日常监管部门应分级对监管人员进行卫生计生法律、法规、规章、标准、专业知识以及监管要点的培训与考核。

第二十条　实施医疗机构日常监督管理，对监管的重点内容应当以现场检查方式为主，对一般内容可以采取书面检查的方式。鼓励医疗机构选择第三方评价机构对自身经营、管理、运行等情况进行评价，评价结果作为日常监管的参考。

第六章　结果运用

第二十一条　各级卫生计生行政部门应对医疗机构日常监管结果每年至少进行1次内部通报，给予相应行政处理，要求医疗机构限期整改，并根据情况向社会公示，逐步建立监督管理社会监督机制。

第二十二条　省级卫生计生行政部门应建立医疗机构信用管理信息系统，将一年内连续2次被通报批评或行政处罚的医疗机构纳入重点监管名单制度管理，动态更新并适时向社会公布。

第二十三条　各级卫生计生行政部门应将医疗机构日常监管结果与财政补助力度、项目资金分配、薪酬总体水平、医疗机构校验、医疗机构绩效考核、医疗卫生机构等级评审等挂钩。

第二十四条　各级卫生计生行政部门应将医院领导班子任期及年度考核结果及时向本人及具有干部管理权限的有关部门反馈建议，作为调整岗位、提拔任用的重要依据。

第二十五条　各级卫生计生行政部门应对监督管理中发现的不良执业行为进行记分管理；对发现的违法、违纪问题，依照有关法律、法规的规定，予以行政处罚和纪律处分。

第二十六条　各级卫生计生行政部门应对监督管理成绩优良的医疗机构给予表扬，对一年内连续3次监督管理受通报批评的医疗机构主要负责人和相关负责人进行诫勉谈话，并可按照干部管理权限建议有关部门给予相关责任人调离岗位、责令辞职、免职、降职等组织处理。

第七章　附　　则

第二十七条　九大区域医疗中心是指川北医学院附属医院、绵阳市中心医院、广元市中心医院、达州市中心医院、西南医科大学附属医院、宜宾市第二人民医院、攀枝花市中心医院、雅安市人民医院、成都市第三人民医院，详见《四川省卫生和计划生育委员会关于健全完善区域医疗中心的通知》(川卫办发〔2014〕286号)。

第二十八条　本办法未尽之处，按照医疗管理相关法律、法规、规章、规范性文件等执行。

第二十九条 本办法自发布之日起30日后实施，有效期2年。

第三十条 本办法由四川省卫生计生委负责解释。

（源自：川卫发〔2017〕1号，四川省卫生和计划生育委员会关于印发《四川省医疗机构日常监管暂行办法》的通知）

附录二十三 四川省及市级超声医学控制中心组成及人员名单

四川省超声医学质控中心

行政主任	王　莉	四川省人民医院	主任医师
业务主任	尹立雪	四川省人民医院	主任医师
业务副主任	李春梅	四川省人民医院	主任医师
业务副主任	陈　琴	四川省人民医院	主任医师
秘书	张红梅	四川省人民医院	主治医师
委员	罗　燕	四川大学华西医院	主任医师
委员	程印蓉	成都市第一人民医院	主任医师
委员	李明星	泸州医学院附属中医院	主任医师
委员	罗　红	四川大学华西第二医院	主任医师
委员	卢　漫	四川省肿瘤医院	主任医师
委员	邓　燕	四川省人民医院	主任医师
委员	顾　鹏	川北医学院附属医院	主任医师
委员	郭道宁	绵阳市中心医院	主任医师
委员	郑　红	德阳市人民医院	主任医师
委员	杨家翔	四川省妇幼保健院	主任医师
委员	吴晓莉	攀枝花市中心医院	主任医师
委员	罗孝勇	遂宁市中心医院	主任医师
委员	邹翰琴	宜宾市第二人民医院	主任医师
委员	刘志红	阿坝州人民医院	主任医师

委员	田 丹	雅安市人民医院	主任医师
委员	全 燕	巴中市中心医院	主任医师
委员	刘学彬	南充市中心医院	主任医师
委员	杨 丽	乐山市人民心医院	主任医师
委员	陈国萍	广安市人民医院	主任医师
委员	岳文胜	川北医学院附属医院	主任医师
委员	周 鸿	成都市第三人民医院	主任医师
委员	周柳英	成都市妇女儿童中心医院	主任医师
委员	郑 东	达州市中西医结合医院	主任医师
委员	钟 跃	内江市第一人民医院	主任医师
委员	陶 博	眉山市人民医院	副主任医师
委员	康 彧	中医药大学附属医院	主任医师
委员	彭 莉	广元市第一人民医院	主任医师
委员	程蔚然	资阳市第一人民医院	主任医师
委员	程瑞洪	绵阳市四〇四医院（绵阳市第四人民医院）	主任医师
委员	马晓娟	成都市第一人民医院	主任医师
委员	何明清	凉山州第一人民医院	副主任医师
委员	露 娜	甘孜藏族自治州人民医院	主任医师
委员	吴 萍	自贡市第一人民医院	副主任医师
委员	谯 朗	四川省中西医结合医院	主任医师
委员	谢 敏	广元市第一人民医院	副主任医师
委员	陈 敏	四川现代医院	主任医师
委员	谭 静	成都市温江区人民医院	主任医师

委员	罗定强	成都天府新区人民医院	副主任医师
委员	丁芸	眉山市妇幼保健院	副主任医师
委员	邓萍	遂宁市中心医院	主任医师

成都市质控分中心

行政主任	赵聪	成都市中西医结合医院	主任医院
业务主任	马晓娟	成都市中西医结合医院	主任医师
业务副主任	刘军	成都市温江区人民医院	主任医师
秘书	曹丽萍	成都市中西医结合医院	技师
委员	陈新云	成都市中西医结合医院	主任医师
委员	崔西振	成都市中西医结合医院	副主任医师
委员	杨琳	成都市第二人民医院	副主任医师
委员	唐潇	成都市第二人民医院	副主任医师
委员	周鸿	成都市第三人民医院	主任医师
委员	熊峰	成都市第三人民医院	主任医师
委员	周洋	成都市第三人民医院	副主任医师
委员	庄宗衡	成都市第四人民医院	副主任医师
委员	梁晓秋	成都市第五人民医院	副主任医师
委员	温艳婷	成都市第五人民医院	副主任医师
委员	苟加梅	成都市第六人民医院	副主任医师
委员	杨晓燕	成都市第七人民医院	副主任医师
委员	谭军	成都市第八人民医院	副主任医师
委员	林军	市公共卫生临床医疗中心	副主任医师
委员	周柳英	成都市妇女儿童中心医院	主任医师

委员	金 梅	成都市妇女儿童中心医院	主任医师
委员	李煜华	西部战区空军医院	副主任医师
委员	唐一植	363医院	主任医师
委员	刘家开	核工业四一六医院	副主任医师
委员	张亚萍	成都上锦南府医院	主任医师
委员	任 瑶	成飞医院	副主任医师
委员	邓 旦	成都京东方医院	主任医师
委员	刘海鸥	锦欣妇产科医院	副主任医师
委员	谭俊英	武侯区人民医院	副主任医师
委员	蔡贵榕	成都市金牛区妇幼保健院	副主任医师
委员	彭 利	龙泉驿区第一人民医院	副主任医师
委员	谭 静	成都市温江区人民医院	主任医师
委员	黄发基	成都市新都区人民医院	副主任医师
委员	宋文彬	成都市新都区中医医院	副主任医师
委员	刘海莲	成都市青白江区人民医院	主任医师
委员	罗定强	四川天府新区人民医院	副主任医师
委员	邓 宏	邛崃市医疗中心医院	副主任医师
委员	唐 浩	都江堰市中医医院	副主任医师
委员	阳 春	都江堰市人民医院	主任医师
委员	杜琼芳	成都市双流区第一人民医院	副主任医师
委员	刘海波	新津区人民医院	副主任医师
委员	唐以银	大邑县人民医院	副主任医师
委员	黄志龙	蒲江县人民医院	副主任医师
委员	颜 宏	崇州二医院	副主任医师

委员	戴树全	金堂县第一人民医院	主任医师
委员	何庆兰	简阳市人民医院	副主任医师
委员	刘振林	郫都区人民医院	主任医师
委员	彭开兵	彭州市人民医院	副主任医师

绵阳市质控分中心

行政主任	蒋 涛	绵阳市中心医院	主任医师
业务主任	郭道宁	绵阳市中心医院	主任医师
业务副主任	程瑞洪	四川绵阳四〇四医院	主任医师
业务副主任	邹晓攀	绵阳市中心医院	副主任医师
业务副主任	肖 庆	绵阳市第三人民医院	副主任医师
秘 书	段钰萍	绵阳市中心医院	副主任医师
委员	王 凌	绵阳市中心医院	主任医师
委员	朱一平	绵阳市中心医院	副主任医师
委员	王 焱	绵阳市中心医院	副主任医师
委员	谭 蕾	绵阳市第三人民医院	副主任医师
委员	叶红梅	绵阳市第三人民医院	副主任医师
委员	赵银花	四川绵阳四〇四医院	副主任医师
委员	胡良勇	绵阳市中医医院	副主任医师
委员	张业光	绵阳市中医医院	副主任医师
委员	廖宏伟	绵阳市人民医院	副主任医师
委员	彭晓春	绵阳市骨科医院	副主任医师
委员	骆 飞	绵阳富临医院	副主任医师
委员	尹 旭	绵阳市妇幼保健院	主任医师

委员	赵小东	江油市人民医院	副主任医师
委员	李正洪	江油市第二人民医院	副主任医师
委员	刘廷良	江油市中医医院	副主任医师
委员	蔡 伟	九〇三医院	副主任医师
委员	熊云涛	四川省科学城医院	副主任医师
委员	龚 丽	三台县人民医院	主治医师
委员	鲜春梅	三台县中医医院	主治医师
委员	谢 凌	安州区人民医院	副主任医师
委员	贺春山	安州区中医院	主治医师
委员	杨正芳	梓潼县人民医院	副主任医师
委员	郑 恒	盐亭县人民医院	副主任医师
委员	马晶辉	平武县人民医院	主治医师
委员	何永虹	北川羌族自治县人民医院	副主任医师
委员	马 元	北川羌族自治县第三人民医院	副主任医师

德阳市质控分中心

行政主任	韩杨云	德阳市人民医院	副院长
业务主任	郑 红	德阳市人民医院	主任医师
业务副主任	谢宏伟	广汉市人民医院	主任医师
业务副主任	王 双	德阳市第二人民医院	主任医师
秘书	李 成	德阳市人民医院	副主任医师
委员	蒲英梅	德阳市人民医院	主任医师
委员	黄格会	德阳市第五人民医院	副主任医师

委员	罗玉兰	广汉市人民医院	副主任医师
委员	杨淑琳	什邡市人民医院	副主任医师
委员	李春梅	德阳市第二人民医院	副主任医师
委员	付华伟	罗江区人民医院	副主任医师
委员	夏薛梅	德阳市中西医结合医院	主治医师
委员	彭波	绵竹市人民医院	副主任医师
委员	卢玲	罗江区人民医院	副主任医师
委员	黄树国	中江县人民医院	副主任医师
委员	周艳	旌阳区中医院	主治医师
委员	朱维君	德阳市妇幼保健院	主治医师
委员	苗德萍	旌阳区妇幼保健计划生育服务中心	副主任医师

攀枝花市质控分中心

行政主任	袁兴洪	攀枝花市中心医院	主任医师
行政副主任	林天才	攀枝花市卫生健康委	医政医管与行政审批科科长
业务主任	吴晓莉	攀枝花市中心医院	主任医师
业务副主任	戴兴	攀枝花市中心医院	主任医师
业务副主任	刘发生	攀枝花市第二人民医院	主任医师
业务副主任	刘明春	攀枝花市中西医结合医院	副主任医师
秘书	申俊玲	攀枝花市妇幼保健院	主任医师
秘书	李玉峰	攀枝花市中心医院	副主任医师
委员	屈利平	攀枝花市中心医院	主任医师
委员	李可基	攀枝花市中心医院	副主任医师

委员	王春燕	攀枝花市中西医结合医院	副主任医师
委员	王 瑜	攀枝花市中西医结合医院	副主任医师
委员	熊德庆	攀枝花市妇幼保健院	副主任医师
委员	王 慧	攀枝花市第二人民医院	主任医师
委员	杨 文	攀枝花市第三人民医院	主任技师
委员	刘艳国	中国十九冶集团有限公司职工医院	副主任医师
委员	王军明	攀钢总医院密地院区	副主任医师
委员	郭自俊	攀枝花市仁和区人民医院	主任医师
委员	袁秀兰	盐边县人民医院	主治医师

资阳市质控分中心

行政主任	李 川	资阳市第一人民医院	副主任医师
业务主任	程蔚然	资阳市第一人民医院	主任医师
业务副主任	熊 鸣	安岳县人民医院	副主任医师
业务副主任	何远明	资阳市人民医院	主任医师
秘书	江雪清	资阳市第一人民医院	副主任医师
秘书	邓椀月	安岳县人民医院	主治医师
委员	温 乔	资阳市第一人民医院	主任医师
委员	魏德强	雁江区人民医院	副主任医师
委员	罗 雪	乐至县人民医院	副主任医师
委员	张利琴	乐至县人民医院	副主任医师
委员	何晓兰	雁江区妇幼保健院	副主任医师
委员	牟 沁	安岳县人民医院	副主任医师

委员	汤北平	安岳县中医医院	副主任医师
委员	雷祖国	安岳县中医医院	副主任医师
委员	张颖凤	雁江区人民医院	副主任医师
委员	樊 文	资阳市人民医院	副主任医师
委员	杨子江	乐至县中医医院	主治医师
委员	陈文平	安岳县妇幼保健院	副主任医师
委员	纪彦文	资阳市第四人民医院	副主任医师
委员	李晓桐	资阳市第一人民医院	副主任医师
委员	陈廷虹	安岳县第三人民医院	主治医师

巴中市质控分中心

行政主任	马昌军	巴中市中心医院	主任医师
业务主任	全 艳	巴中市中心医院	主任医师
业务副主任	邵立志	南江县人民医院	主任医师
业务副主任	邵中全	通江县人民医院	主任医师
秘书	张加孟	巴中市中心医院	副主任医师
委员	邓 敏	巴中市中心医院	副主任医师
委员	余 英	巴中市妇幼保健院	副主任医师
委员	吴 军	巴中市中医院	主治医师
委员	张利华	巴州区第二人民医院	副主任医师
委员	陈义朝	通江县中医院	副主任医师
委员	刘 军	通江县妇幼保健院	副主任医师
委员	蒲 莉	南江县中医院	副主任医师
委员	饶家川	南江县妇幼保健院	副主任医师

委员	刘 宁	平昌县人民医院	主治医师
委员	牟 通	平昌县第二人民医院	副主任医师
委员	温龑晨	平昌县妇幼保健院	主治医师
委员	魏 敏	平昌县中医院	主治医师
委员	孙建文	恩阳区人民医院	副主任医师
委员	王安国	恩阳区人民医院	副主任医师
委员	肖 涛	巴州区妇幼保健院	主治医师

遂宁市质控分中心

行政主任	陈 亮	遂宁市中心医院	主任医师
业务主任	罗孝勇	遂宁市中心医院	主任医师
业务副主任	邓 萍	遂宁市中心医院	主任医师
业务副主任	吴仕平	遂宁市中医院	副主任医师
业务副主任	蒋艳君	遂宁市第一人民医院	副主任医师
秘书	任 丽	遂宁市中心医院	主治医师
委员	陈 宇	副主任医师	副主任医师
委员	田勇强	安居区人民医院	副主任医师
委员	刘 谨	大英县人民医院	副主任医师
委员	山海军	蓬溪县人民医院	副主任医师
委员	黄 卫	遂宁市第三人民医院	副主任医师
委员	刘青林	射洪市中医院	副主任医师
委员	任 刚	射洪市人民医院	副主任医师
委员	蔡燕娟	遂宁市中心医院	副主任医师
委员	李 琳	遂宁市中心医院	副主任医师

宜宾市质控分中心

行政主任	陈心足	宜宾市第二人民医院	副主任医师
业务主任	邹翰琴	宜宾市第二人民医院	主任医师
业务副主任	韩江涛	宜宾市第一人民医院	主任医师
业务副主任	刘志辉	宜宾市第二人民医院	主任医师
秘书	杨博	宜宾市第二人民医院	主治医师
委员	樊树华	宜宾市第四人民医院	副主任医师
委员	唐磊	宜宾市第一人民医院	副主任医师
委员	周克松	宜宾市第二人民医院	主任医师
委员	叶江	宜宾市第二人民医院	副主任医师
委员	鹿文静	宜宾市第一人民医院	副主任医师
委员	刘纪蓉	宜宾市第一人民医院	副主任医师
委员	刘慧	宜宾市中医院	副主任医师
委员	李勇进	宜宾市第三人民医院	副主任医师
委员	谢恩秀	翠屏区妇保院	副主任医师
委员	廖洪泉	宜宾市妇保院	副主任医师
委员	丁明	宜宾市第二中医院	副主任医师
委员	刘俊	高县人民医院	副主任医师
委员	赵熙屏	屏山县人民医院	主治医师
委员	许明芳	叙州区人民医院	副主任医师
委员	张士权	南溪区人民医院	副主任医师
委员	张莹	南溪区人民医院	主治医师
委员	黄靓秋	长宁县人民医院	主治医师

委员	程 勇	长宁县中医院	副主任医师
委员	曾 蓉	珙县中医院	副主任医师
委员	刘桂霞	宜宾矿山急救医院	副主任医师
委员	杨志勇	兴文县中医院	主治医师
委员	马 俊	兴文县人民医院	主治医师
委员	蒋朝华	江安县人民医院	主治医师
委员	付秋会	筠连县人民医院	副主任医师
委员	何 林	江安县中医院	主治医师

眉山市质控分中心

行政主任	许志忠	眉山市人民医院	主任医师
业务主任	陶 博	眉山市人民医院	副主任医师
业务副主任	李仲全	眉山市中医院	主任医师
业务副主任	丁 芸	眉山市妇幼保健院	副主任医师
秘书	何丽娉	眉山市人民医院	副主任医师
委员	胡福长	眉山市人民医院	主任医师
委员	李 铭	眉山市第二人民医院	主治医师
委员	蒋学英	眉山市第二人民医院	副主任医师
委员	郭可以	仁寿县中医院	主治医师
委员	万付元	仁寿县妇幼保健院	副主任医师
委员	王 丹	眉山市人民医院	副主任医师
委员	魏文健	青神县中医院	主治医师
委员	罗秀勤	彭山区中医院	副主任医师
委员	李 平	洪雅县人民医院	主治医师

委员	成立贵	眉山肿瘤医院	副主任医师
委员	汪 萍	彭山区人民医院	副主任医师
委员	苟 青	丹棱县人民医院	副主任医师
委员	杜志强	青神县人民医院	主治医师
委员	王 彬	眉山市人民医院	副主任医师
委员	徐 颖	眉山市人民医院	副主任医师
委员	涂 佳	洪雅县中医院	副主任医师
委员	王流强	眉山市妇幼保健院	主治医师
委员	徐建容	青神县妇幼保健院	主治医师
委员	赵仁军	眉山市心脑血管病医院	副主任医师

乐山市质控分中心

行政主任	魏茂刚	乐山市人民医院	主任医师
业务主任	刘 影	乐山市人民医院	副主任医师
业务副主任	李 锦	武警四川总队医院	副主任医师
业务副主任	唐 蓉	乐山市人民医院	主任医师
委员	王 丹	乐山市人民医院	副主任医师
秘书	张 敏	乐山市人民医院	主治医师
委员	刘华丽	乐山市人民医院	副主任医师
委员	梁 祯	乐山市人民医院	副主任医师
委员	卢春容	武警四川省总队医院	主治医师
委员	王 猛	沙湾区人民医院	主治医师
委员	胡 霞	乐山市精神卫生中心	主治医师
委员	尹 波	市中区中医医院	主治医师

委员	郑夏冬	武警四川总队医院	主治医师
委员	陈红霞	乐山老年病专科医院	副主任医师
委员	林俊芳	乐山市市中区人民医院	副主任技师
委员	涂章元	五通桥区人民医院	副主任医师
委员	罗宣文	乐山市人民医院	副主任医师
委员	欧阳威	乐山市中医医院	副主任医师
委员	欧 亮	乐山市中医医院	副主任医师
委员	代惠英	乐山市中医医院	副主任医师
委员	胥春霞	乐山市妇幼保健院	主治医师
委员	赖 欣	乐山市妇幼保健院	副主任医师
委员	阮 俊	乐山市市中区人民医院	副主任医师
委员	魏建虹	峨眉山市人民医院	副主任医师
委员	邹丽华	乐山市市中区妇幼保健院	主任医师
委员	邹小红	井研县人民医院	副主任医师
委员	朱桥莎	乐山老年病专科医院	副主任医师
委员	陆晓芸	金口河区人民医院	主治医师
委员	傅 英	犍为县人民医院	副主任医师
委员	邓兴会	沐川县人民医院	副主任医师
委员	王贤芳	峨边彝族自治县人民医院	主治医师
委员	薛 伟	峨眉山市人民医院	主治医师
委员	罗 艳	夹江县人民医院	主治医师
委员	沈全芝	犍为县中医医院	副主任医师
委员	喻声英	马边彝族自治县人民医院	主治医师
委员	余东明	峨眉山佛光医院	主治医师

达州市质控分中心

行政主任	罗 云	达州市中西医结合医院	主任医师
业务主任	郑 东	达州市中西医结合医院	主任医师
业务副主任	宋建琼	达州市中心医院	主任医师
业务副主任	刘 洪	达州市中西医结合医院	副主任医师
业务副主任	徐晓玲	达川区人民医院	副主任医师
秘书	魏国李	达州市中心医院	副主任医师
委员	牛亚玲	达州市中心医院	副主任医师
委员	高有淑	达州市中心医院	主任医师
委员	唐 敏	达州市中心医院	副主任医师
委员	杨昕宇	达州市中西医结合医院	副主任医师
委员	叶 茜	达州市中西医结合医院	副主任医师
委员	程 方	渠县人民医院	副主任医师
委员	陈 云	宣汉县人民医院	副主任医师
委员	杨晓雪	大竹县人民医院	副主任医师
委员	何玉梅	万源市人民医院	副主任医师
委员	李晓雪	开江县人民医院	主治医师
委员	殷胜鹏	开江复康医院	副主任医师
委员	陈德碧	大竹县中医院	副主任医师
委员	刘丙伯	宣汉县中医院	主任医师
委员	胡显明	达川区中医院	主任医师
委员	邓雨晴	渠县中医院	主治医师
委员	李代敏	通川区中医院	副主任医师

委员	李红梅	达州市妇幼保健院	主治医师
委员	陈笃聪	达川区红十字医院	主治医师
委员	习翠霞	达州市善泽健康管理中心	主治医师

广元市质控分中心

行政主任	何东权	广元市第一人民医院	主任医师
业务主任	彭 莉	广元市第一人民医院	主任医师
委员兼秘书	邓仕军	广元市第一人民医院	主任医师
委员	胡辉明	广元市中心医院	主任医师
委员	谢 敏	广元市第一人民医院	副主任医师
委员	刘迎辉	广元市中医医院	副主任医师
委员	张昌余	广元市妇幼保健院	副主任医师
委员	张丽华	广元市精神卫生中心	副主任医师
委员	何茂春	苍溪县人民医院	副主任医师
委员	王家奇	苍溪县中医医院	副主任医师
委员	付 红	旺苍县人民医院	主任医师
委员	郑伟生	广元市剑阁县人民医院	副主任医师
委员	李 欧	广元市旺苍县中医院	主治医师
委员	李光元	广元市青川县中医院	主治医师
委员	范 玲	广元市利州区中医院	主治医师

南充市质控分中心

行政主任	陈绍平	川北医学院附属医院	主任医师
业务主任	顾 鹏	川北医学院附属医院	主任医师
业务副主任	岳文胜	川北医学院附属医院	主任医师
业务副主任	杨 姣	南充市中心医院	主任医师
业务副主任	刘学彬	南充市中心医院	主任医师
秘书	马宁帅	川北医学院附属医院	主治医师
委员	曹礼庭	川北医学院附属医院	主任医师
委员	王 琦	川北医学院附属医院	主任医师
委员	余进洪	川北医学院附属医院	副主任医师
委员	蒋冰蕾	川北医学院附属医院	主治医师
委员	张茂春	川北医学院附属医院	副主任医师
委员	曾 艳	南充市中心医院	副主任医师
委员	朱冬梅	南充市中心医院	副主任医师
委员	张 慧	南充市中心医院	副主任医师
委员	岳 虹	南充市中心医院	副主任医师
委员	杨红梅	南充市精神卫生中心	主治医师
委员	吴鸿燕	南充市妇幼保健院	副主任医师
委员	文国慧	南充市中医医院	副主任医师
委员	贾 梨	顺庆区人民医院	主治医师
委员	龚珊霞	顺庆区妇幼保健院	主治医师
委员	庞 琳	顺庆区妇孺医院	副主任医师
委员	刘栋文	南充市第五人民医院	副主任医师

委员	蒲 娇	高坪区妇幼保健院	主治医师
委员	邹 玲	嘉陵区人民医院	副主任医师
委员	杨 艳	嘉陵区妇幼保健院	主治医师
委员	王一舒	阆中市人民医院	副主任医师
委员	文 刚	阆中市中医医院	副主任医师
委员	蒲 华	南部县人民医院	主任医师
委员	王 明	南部县中医医院	副主任医师
委员	袁 敏	西充县人民医院	副主任医师
委员	刘 芳	仪陇县人民医院	副主任技师
委员	鲜小国	营山县人民医院	主治医师
委员	李晓华	南充市身心医院	副主任医师
委员	余雄波	蓬安县人民医院	主治医师

内江市质控分中心

行政主任	张晓东	内江市第一人民医院	主任医师
业务主任	钟 跃	内江市第一人民医院	主任医师
业务副主任	王渝洲	内江市第二人民医院	副主任医师
秘书	兰 斌	内江市中医医院	主任医师
委员	张灌生	内江市第一人民医院	主任医师
委员	张亚萍	内江市第一人民医院	副主任医师
委员	王 卫	内江市第二人民医院	副主任医师
委员	徐向英	内江市妇幼保健院	副主任医师
委员	王文友	内江市中区人民医院	副主任医师

委员	凌鸿基	内江市东兴区人民医院	副主任医师
委员	尤 艳	内江市中区妇幼保健院	副主任医师
委员	张 俊	内江市第六人民医院	副主任医师
委员	李绍永	内江云川医院	主治医师
委员	朱 勇	资中县人民医院	副主任医师
委员	李 琼	资中县中医院	主治医师
委员	钟明峰	威远县人民医院	副主任医师
委员	李江华	威远县中医医院	副主任医师
委员	李 丹	威远县第二人民医院	主治医师
委员	王 莉	威远县妇幼保健院	副主任医师
委员	杨荣萍	隆昌市人民医院	副主任医师
委员	张庆霞	隆昌市妇幼保健院	副主任医师
委员	郑 丽	隆昌市中医医院	主治医师

泸州市质控分中心

行政主任	吕沐瀚	西南医科大学附属医院	主任医师
业务主任	李明星	西南医科大学附属医院	主任医师
业务副主任	夏纪筑	西南医科大学附属医院	副主任医师
业务副主任	陈晓梅	西南医科大学附属医院	副主任医师
秘书	赵香芝	西南医科大学附属医院	副主任医师
委员	程春霞	西南医科大学附属中医医院	副主任医师
委员	罗志远	泸州市人民医院	主治医师
委员	李文强	泸州市中医院	副主任医师

委员	李平	纳溪区人民医院	主治医师
委员	罗涛	纳溪区人民医院	主治医师
委员	徐丽	泸州市妇幼保健院	主治医师
委员	张幻雪	龙马潭区人民医院	主治医师
委员	刘畅	龙马潭区中医院	主治医师
委员	杨其辉	泸县人民医院	副主任医师
委员	艾川	泸县第二人民医院	主治医师
委员	胡晓燕	泸县中医医院	副主任医师
委员	洪苑玲	合江县人民医院	主任医师
委员	杨勇	合江县人民医院	副主任医师
委员	李纯玉	叙永县人民医院	主治医师
委员	蔡梅	叙永县人民医院	主治医师
委员	魏国	叙永县中医院	主治医师
委员	朱世玲	古蔺县人民医院	副主任医师
委员	胡晓兰	合江兴康医院	主治医师

广安市质控分中心

行政主任	顾永林	广安市人民医院	主任医师
业务主任	易芳	广安市人民医院	主任医师
业务副主任	李才华	广安区人民医院	副主任医师
业务副主任	尹存军	岳池县人民医院	主任医师
业务副主任	王华明	邻水县精神病院	副主任医师
秘书	杨欣	广安市人民医院	主治医师
委员	粟碧蓉	岳池县人民医院	副主任医师

委员	周天志	广安市人民医院	副主任医师
委员	杨　敏	广安区人民医院	副主任医师
委员	鲁　旭	广安市人民医院	副主任医师
委员	张宗芬	广安市人民医院	副主任医师
委员	孙光荣	广安区人民医院	主任医师
委员	阳红梅	邻水县人民医院	副主任医师
委员	曹　莉	华蓥市人民医院	副主任医师
委员	韩秋天	华蓥市人民医院	副主任医师
委员	李润红	武胜县人民医院	副主任医师
委员	张立明	武胜县人民医院	副主任医师
委员	杨洪荣	武胜县人民医院	副主任医师
委员	邓　林	岳池县中医医院	副主任医师
委员	秦玉琴	邻水县中医医院	副主任医师
委员	蔡石川	武胜县中医医院	副主任医师
委员	杨思英	华蓥山广能集团总医院	副主任医师
委员	宛　军	华蓥山广能集团总医院	副主任医师
委员	杜丽萍	广安市中医医院	主治医师

凉山彝族自治州质控分中心

行政主任	徐　峰	凉山州第一人民医院	主任医师
业务主任	何明清	凉山州第一人民医院	副主任医师
业务副主任	孙　健	西昌市人民医院	副主任医师
业务副主任	钱润民	凉山州中西医结合医院	副主任医师
业务副主任	白　菊	凉山州第二人民医院	主治医师

业务副主任	蔡成凤	凉山州妇幼保健计划生育服务中心	副主任医师
秘书	吴雪枫	凉山州第一人民医院	主治医师
委员	宋致蓉	凉山州第一人民医院	副主任医师
委员	陈昌秀	西昌市人民医院	副主任医师
委员	谭 维	西昌市中医院	主治医师
委员	杨 霞	西昌市妇幼保健计划生育服务中心	主治医师
委员	冯远芳	德昌县人民医院	副主任医师
委员	吴 媛	德昌县中医院	主治医师
委员	弋守斌	冕宁县人民医院	副主任医师
委员	何 军	昭觉县人民医院	副主任医师
委员	张金兰	盐源县人民医院	副主任医师
委员	马月丽	会理县人民医院	副主任医师
委员	余传莉	会理县中医院	副主任医师
委员	张兴丽	宁南县人民医院	副主任医师
委员	李行山	宁南县中医院	技师
委员	陈世勇	木里县人民医院	主治医师
委员	陈珍仙	布拖县人民医院	技师
委员	谭世荣	金阳县人民医院	副主任医师
委员	吉多伍几	喜德县人民医院	主治医师
委员	白晓玲	美姑县妇幼保健计划	副主任技师
委员	普吉莲	美姑县人民医院	主治医师

委员	马德娣	普格县人民医院	主治医师
委员	谢梅	雷波县人民医院	副主任医师
委员	谢兴莲	会东县人民医院	主治医师
委员	陈燕	攀钢西昌医院	主治医师
委员	苏晓芳	甘洛县人民医院	副主任医师
委员	蒋国霞	越西县人民医院	副主任医师

自贡市质控分中心

行政主任	张新高	自贡市第一人民医院	主任医师
业务主任	何昌国	自贡市第一人民医院	副主任医师
业务副主任	罗显文	自贡市第三人民医院	副主任医师
业务副主任	杨基兰	自贡市第四人民医院	副主任医师
秘书	吴萍	自贡市第一人民医院	主治医师
委员	田妍	自贡市第一人民医院	副主任医师
委员	余兰	自贡市第一人民医院	副主任医师
委员	黄玲	自贡市中医医院	副主任医师
委员	李茂	自贡市第三人民医院	主治医师
委员	汪小芬	自贡市第四人民医院	主任医师
委员	缪娟	自贡市第四人民医院	副主任医师
委员	杨荣	自贡市第四人民医院	副主任医师
委员	钟智勇	自贡市精神卫生中心	副主任医师
委员	郝晓英	自贡市妇幼保健院	主治医师
委员	万小梅	自贡市妇幼保健院	副主任医师
委员	杨桂兰	大安区妇幼保健院	副主任医师

委员	高凌燕	富顺县人民医院	副主任医师
委员	李永平	富顺县人民医院	副主任医师
委员	顾 涛	荣县人民医院	副主任医师
委员	辜忠敏	荣县中医医院	副主任医师

雅安市质控分中心

行政主任	张德明	雅安市人民医院	主任医师
业务主任	田 丹	雅安市人民医院	副主任医师
业务副主任	陶馨馨	雅安市人民医院	主治医师
业务副主任	赵春燕	雅安市中医医院	副主任医师
业务副主任	李学颖	雅安市雨城区人民医院	副主任医师
秘书	胡 琳	雅安市第四人民医院	主治医师
秘书	李玉玲	雅安市人民医院	主治医师
委员	夏 涛	名山区人民医院	主任医师
委员	邹媛媛	雅安市人民医院	副主任医师
委员	姚玉琳	雅安市人民医院	副主任医师
委员	刘艳午	雅安市人民医院	主治医师
委员	王明君	雅安市人民医院	副主任医师
委员	张明英	雅安市职业技术学院附属医院	副主任医师
委员	王莉霞	雅安市职业技术学院附属医院	副主任医师
委员	石 雪	雅安市雨城区人民医院	主治医师

委员	冉啟	汉源县人民医院	副主任医师
委员	张涛	汉源县中医医院	副主任医师
委员	刘兴蓉	石棉县人民医院	副主任医师
委员	邓海洋	石棉县人民医院	副主任医师
委员	任俊艳	石棉县中医院	副主任医师
委员	王霞	雅安市第四人民医院	主治医师
委员	陈中淑	芦山县人民医院	副主任医师
委员	赵利霞	天全县人民医院	副主任医师
委员	彭雪莉	荥经县人民医院	主治医师
委员	张静	天全县中医医院	副主任医师
委员	刘琪	雅安河北医院	主治医师
委员	姜军	雅安恒博医院	医师
委员	李俊廷	雅安德仁医院	医师

阿坝州质控分中心

行政主任	刘志红	阿坝州人民医院	主任医师
业务主任	兰晓蓉	阿坝州人民医院	副主任医师
业务副主任	韩艳	阿坝州人民医院	副主任医师
业务副主任	耿丽娜	阿坝州人民医院	副主任医师
业务副主任	苟佰春	汶川县人民医院	副主任医师
秘书	袁怀蓉	阿坝州人民医院	主治医师
委员	路茂青	阿坝州人民医院	主治医师
委员	余成秋	茂县中医院	主治医师
委员	毛志刚	理县人民医院	主治医师

委员	李云凤	金川人民医院	主治医师
委员	尤显红	小金人民医院	副主任医师
委员	谷才述	松潘人民医院	主治医师
委员	马真安	九寨沟人民医院	副主任医师
委员	李 健	壤塘人民医院	主治医师
委员	汪 燕	茂县人民医院	主治医师
委员	龙福义	红原县色地镇中心卫生院	主治医师
委员	齐 理	黑水县人民医院	副主任医师
委员	汪晓蓉	九寨沟人民医院	副主任医师

甘孜州质控分中心

行政主任	肖 军	甘孜藏族自治州人民医院	主治医师
业务主任	露 娜	甘孜藏族自治州人民医院	副主任医师
业务副主任	德 钦	甘孜藏族自治州人民医院	主治医师
秘书	雷 敏	甘孜藏族自治州人民医院	主治医师
委员	詹 燕	甘孜藏族自治州人民医院	副主任医师
委员	郑 静	甘孜藏族自治州人民医院	副主任医师
委员	陈 英	甘孜藏族自治州人民医院	主治医师
委员	刘小女	甘孜藏族自治州人民医院	主治医师
委员	李金花	甘孜县人民医院	副主任医师